大展好書　好書大展
品嘗好書　冠群可期

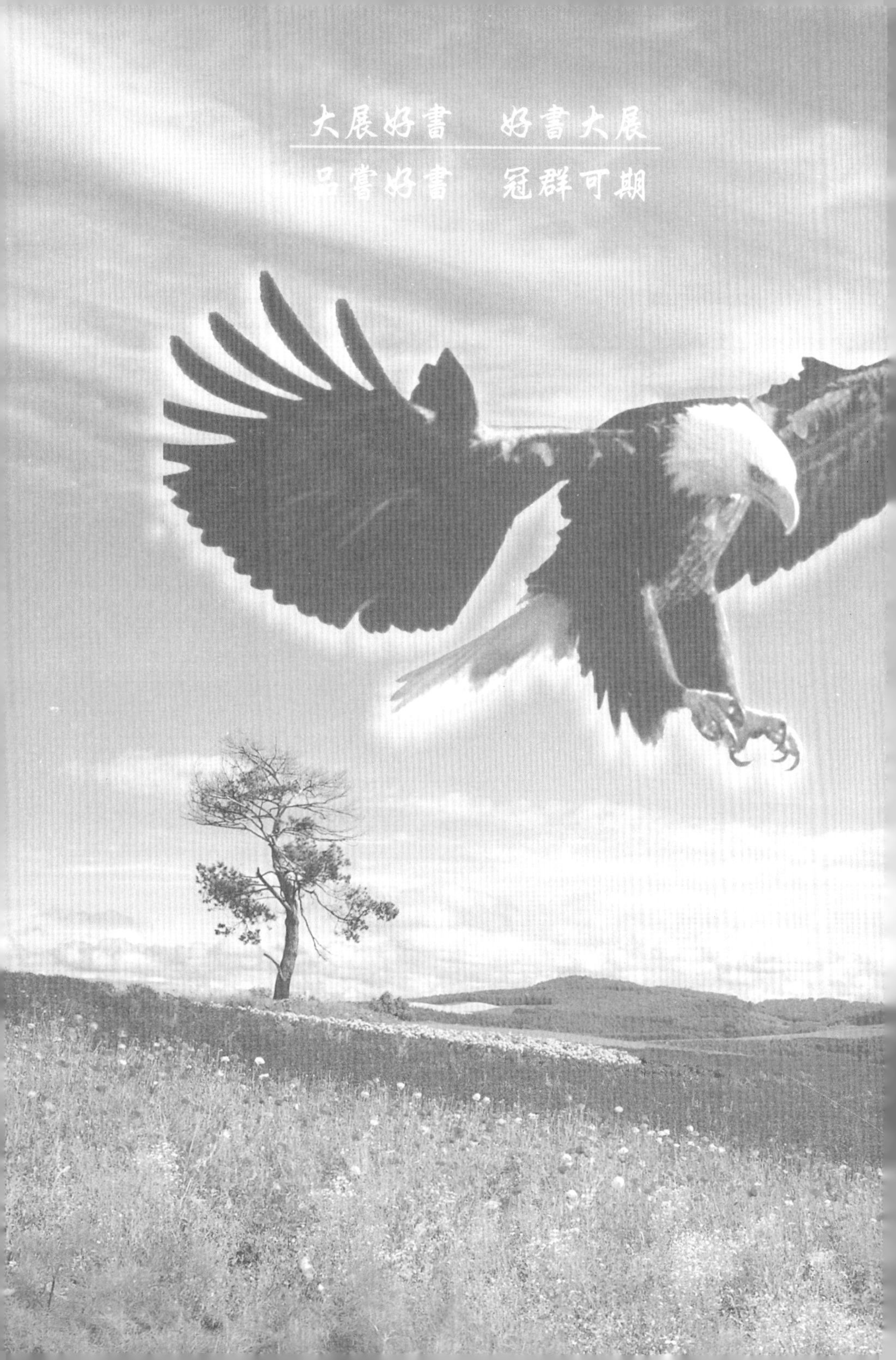
大展好書　好書大展
品嘗好書　冠群可期

健康加油站36

心臟病・腦中風預防與治療

崔毅 主編

大展出版社有限公司

前言

醫學界目前的熱門話題是一種名為Glycyrrhizine（SNMC）的藥劑研究。此種藥物對慢性肝炎有療效，亦經證實有預防肝硬化的作用。其成份是中醫藥方經常使用的「甘草」提煉物質。

中醫學近年來，結合中國傳統醫學和現代西方醫學的優點，締造前所未有的卓越貢獻，也引導社會大眾對另一種心臟病——狹心症（心絞痛）、心肌梗塞的正視。

今日的心臟病患者有急速增加的傾向，狹心症是常見的心臟病前兆。所幸中醫學開發了「冠心二號方」的特效藥，本書將會為讀者詳盡介紹。

根據衛生機關發表的十大死亡原因統計，第一位的是癌症，第二位為急遽竄升的心臟病——狹心症、心肌梗塞。

導致心臟病的原因很多，如飲食習慣改變、高血壓、糖尿病、動脈硬化……，以及變化多端的社會生活、A型個性，情緒上的壓力反應等，都會對心臟造成相當大的負荷。

本書是中西醫學的合作成果；將詳述有關心臟病（狹心症、心肌梗塞）和腦中風的預防治療，以及突發時的緊急對策。尤其是關於「冠心二號方」；腦中風後遺症的處方「補陽還五湯」和「抗老藥」都有十分詳細的介紹。

台灣男性平均年齡七五．一歲，女性八十一．九歲，可說將邁入高齡化社會，希望本書能對每一階層的人都有幫助，此為作者之幸。

目錄

第二章　何謂狹心症・心肌梗塞

第三章　不要疏忽危險的自覺症狀

●狹心症、心肌梗塞的獨特兆候

第四章　預防心臟病的食物

第五章　能挽救生命的重要經穴

第六章　狹心症・心肌梗塞並不可怕

第七章　腦中風的危險兆候

第一章

中醫和西醫的相異

1 中國的「不老長壽」食譜

——茯苓饅頭和銀耳湯

每個人對「民生不老」都懷有一份期望，在中國這個想法更是自古即流傳下來，許多歷代帝王為此費盡心思，搜取各種秘方，也因而帶動民間「養生長壽」的觀念。

中國古老的養生之道向來講求自然法則，天然清淡的「茯苓饅頭和銀耳湯」，就是中國老人們不老長壽的食譜。

茯苓饅頭就是添加茯苓做成的麵點，銀耳是白木耳。這兩者都被認為有抑制高血壓、動脈硬化症，增加身體免疫機能、抗癌的作用。因此，中國的老人們非常喜歡以「茯苓饅頭和銀耳湯」當早餐。

最近各地逐漸流行「藥膳」，「茯苓饅頭和銀耳湯」也是這種「藥膳」的代表例子之一。

所謂的「藥膳」是將食物和生藥組合的料理，具有造就健康的身體，預防與治療疾病，「抗老延年」的意義。

2 相異① 「藥膳」——預防醫學的來源

——「上工（名醫）乃指未發病前即能治癒」的意義

「……血枯病（貧血）的療法，乃是使用茜草、烏賊、麻雀蛋、鮑魚做成的『烏鰂骨丸』，這種食物非常有效。把茜草、烏賊、麻雀蛋搗碎做成丸狀加在鮑魚湯——」

大約兩千年前，中國最古老的醫學書籍《黃帝內經》，就出現血枯病（貧血）的「藥膳」。

在《黃帝內經》中有如下的陳述：

「古時的人活到百歲精神依然很好，但現在不過五十歲便開始老化，試問這是什麼緣故呢？——」

「飲食過度與不足，身心過度疲勞，酒醉後的性生活等，都有很大的害處。人類的生活要和春夏秋冬的自然狀態調和，才是基本的養生之道。若能遵守便能成為所謂的真人、仙人、聖人、賢人……，不老長壽也不再是夢想。」

「古時人們治療疾病是根據精神療法，可是現在使用的各種療法卻不知有何依據——」

「身心過度疲勞、生活不規律都不易治療——」

這是黃帝和名醫歧伯的對話，相當於現代醫學所謂的壓力反應。中國在當時已重視身心醫學的預防。

《黃帝內經》分為「素問」九卷，「靈樞（針經）」九卷。前者乃陳述自然和人類的關係，人體的生理、病理、解剖以及養生法；後者則敘述針灸的臨床實際理論。

中國的傳統醫學在西元前五～三世紀，約春秋戰國時代即達到相當高的水準。而秦～西漢（西元前二〇二年～西元八年）就發展出一種思想（陰陽五行學說），相當於醫學體系，被整理於《黃帝內經》一書中。

《黃帝內經》不但介紹各種養生之道，也很重視生活飲食的正確方法；同時更總括我國傳統醫學理論和臨床實驗。

在春秋戰國時代就已確立「食醫制度」，「食醫」比一般醫生要位高權重，專門管理皇帝的飲食。即使在現代，「醫食同源」仍然受重視，它的原理即來自「食醫制度」。中西醫學第一個差異，就是此種「醫食同源」的問題，而「藥膳」也就是源自「食醫制度」。

《黃帝內經》指出：「上工（名醫）能在未發病前將疾病治癒，中工（普通的醫師）在發病後才做治療。」以現代的說法，就是預防醫學的精義。

3 相異② 重視「自然治癒力」的大原則

──為什麼會有易感冒和不易感冒的特定人群

緊接西漢時代的《黃帝內經》之後，又有《神農本草經》和《傷寒論》、《金匱要略》。

《神農本草經》是中國藥物學的始祖；《傷寒論》首開傳染病之探討；而《金匱要略》是慢性病的治療名書。

中國傳統醫學史，在此是無法詳細說明的。中醫學受這些傳統書籍很大的影響，甚至可以說中醫學是繼承中國傳統醫學加以發展，再導入現代西方醫學優點的理論。

例如，中醫學認為人類具有和疾病抗衡的力量（自然治癒力）。人類和疾病的抗衡，依病症每一個時期的變化狀況，以適當的藥方加以治療。這種理論源自《傷寒論》。

此外極為重要的一點是：假定罹患感冒，現代醫學會認為是出於感染多種病原菌（如濾過性病毒），而首重消除病原菌。但中醫學更重視為何有易感冒和不易感冒者的體質差異問題。換言之，容易感冒的人是因身體機能、抵抗力低下，自然治癒力衰弱，而針對這些原理加以治療。

也許現代醫學是先了解疾病的病因再治療症狀，而中醫學則是要了解病人體質才予以治療。

這兩者的立論不是一樣嗎？

事實上，「了解疾病，治療疾病」和「了解病人，治療病人」的意義完全不同。

以感冒為例，現代醫學的幾種治療藥物，其成份並無很大的差別；中藥則必須根據病人的胖瘦，區分為肌肉萎縮或腺體虛弱的體質……，或依照病人發病情形給予不同的處方。

併症論治，同病異治——判斷為何種性質的疾病（中醫學叫做「證」），再加以治療。即相同症狀的病人，其治療方法亦不同，此乃中醫學的基本概念。

4 相異③ 對「感冒」病症的分析

——「葛根湯」並非感冒的萬能藥

中醫為了要「了解病人，治療病人」該做哪些診斷？

中醫學並非沒有「病名」，每個人的症狀稱「證」——虛實、表裏、寒熱、陰陽此四種獨特概念可表示之。具體而言是：

a　表、裏——疾病的位置。

b　寒、熱——疾病的性質。

c　虛、實——身體的抵抗力和疾病的抗拒狀態。

d　陰、陽——總括全體的表現。

這是現代醫學不具備的理念，也是令人困惑的第三個相異點。患感冒時，中醫學會做如下的思考：

病人陳訴發燒、畏寒、頭痛、肩酸、關節痛……等是身體的自覺症狀，稱「表證」，用來判斷感冒的初期症狀。但若出現劇烈的咳嗽且帶痰之類的呼吸器症狀，伴隨食慾不振、便秘、下痢等，這些是身體的內部症狀，稱「裏證」，可做為感冒中期症狀的判斷。

感冒又區分為身體發熱、喉痛、口渴、尿色發黃……等型態的「熱證」，及畏寒、流鼻水、不覺口渴、尿色透明……等的「寒證」。

假使把治療感冒藥物加以整理，屬於「熱證」的處方為「天津感冒片」、「銀翹片」；用於「寒證」的處方為「葛根湯」、「麻黃湯」、「小青龍湯」。

屬「熱證」感冒者，應服用柿、梨子、西瓜等屬於寒性的食物；「寒證」感冒則服用橘子、蔥、羌活等熱性的食物。

5 相異④ 狹心症．心肌梗塞的起因

——何謂氣病、血病、水病？

中醫學有「氣」、「血」、「水（唾液）」的獨特概念，它出自生命的基本現象，即「氣」、「血」、「水」的循環。

「血」，大致符合現代醫學的血液概念，認為是血液循環給予內臟營養。

而「氣」是指「元氣」、「生氣」，它可使血液循環或內臟機能活潑，有助於汗、尿等的排泄。

「氣」是現代醫學並不具有的概念，被認為是生命現象的能量。例如汽車因汽油而能發動引擎，引擎產生能量使汽車行駛；汽油便相當於「血」，引擎是「內臟」，能量則是「氣」。

「水」是水份的代謝作用。

中醫學認為，「氣」「血」「水」若循環正常就是健康，反之則會生病——專門用語為「氣滯」「血滯」「水滯」。

具體說明如下——

氣滯——「氣」呈停滯的狀態。產生頭痛、焦慮、倦怠、腳及腰部的虛冷、神經痛等失去意識的狀態。

血滯——「血」停滯呈現異常的狀態。會產生頭痛、肩酸、失眠、高血壓、動脈硬化。尤其是「瘀血」，以現代醫學來說是腦中風、狹心症、心肌梗塞，特別受重視。

水滯（水腫、多痰）——也稱「水毒」，是水份偏聚於身體內部的狀態。除浮腫之外，還會有嘔吐、多汗、下痢、濕疹、口渴、頭痛等現象。以現代醫學來說是水份代謝障礙。

6 相異⑤ 如何增強對疾病的抵抗力

——經穴療法

中西醫學主要不同是經絡、經穴的理論。中醫學的治療方法有中藥、針灸、指壓、按摩，尤其是重視針灸、指壓、按摩。它們不僅能治療人體內臟異常，在改善內臟機能方面更獲得很大的成效。

針灸、指壓、按摩的進行是以經穴為中心，中醫學認為體表（皮膚）和內臟的連接運作是靠「氣」、「血」的經絡循環，在經絡上特定的反應點稱為經穴。

如果內臟機能異常，也就是「氣」「血」循環紊亂的話，就會反應在身體表面，呈現經穴異常。反之，若刺激經穴就能改善「氣」、「血」的循環，使內臟機能增強，進而使體內調節好轉。

7 相異⑥ 「舌」也會呈現危險訊號

——舌診——舌頭的顏色是健康狀態的指針

第六點是病人的診斷方法——「四診」。中醫學對病人首先進行「四診」——望診、聞診、問診、切診。

望診又叫舌診，是診斷舌頭的狀態，最為重要。

聞診，是診斷病人的呼吸是否有臭味。

問診，則詢問病人的自覺症狀。

切診，又稱脈診（脈的狀態）或觸診（上腹部和下腹部的診斷）。

中醫學就是先決定病人的「證」（病人的狀況），再擬定藥方（處方）或針灸的部位。

第二章　何謂狹心症・心肌梗塞

1 心臟的基本構造與功能

心臟不眠不休地進行收縮與放鬆，將血液送到全身。為了支撐這個功能，心臟具有①心肌、②冠狀動脈、③瓣膜、④刺激傳導系等四種基本構造。

心肌具有將積存在心臟內腔的血液藉著收縮而送出的幫浦作用，冠狀動脈則供給心肌氧和營養，在心臟四個位置的瓣膜是為了防止血液逆流，使血液朝向一定的方向流動的必要構造。

在內左房與左室之間的二尖瓣，左室與主動脈之間的是主動脈瓣。心臟的右側有二瓣，引起瓣膜症的是在右側的這二種瓣膜，因此非常重要。

此外，刺激傳導系是大家沒有聽過的組織。是人的心跳起搏器，決定心臟跳動的規律，將電氣刺激傳到整個心臟引起心肌收縮。

如表所示的各種心臟病，都是發生於這四種構造中的任何一處。也就是，心肌可能出現各種心肌炎、肥大型心肌症、擴張型心肌症、高血壓性心臟肥大、虛血性心臟疾病、老人性心類澱粉症等。

一旦冠狀動脈出現動脈硬化時，就是形成虛血性心臟疾病的原因。幼兒期的川崎病原因不明，但罹病的場所卻是冠狀動脈。

瓣膜的毛病會引起各種瓣膜症，而二尖瓣與主動脈瓣各自會出現狹窄與閉鎖不全二種瓣膜症。其中較常見的是主動脈瓣閉鎖不全，其次是二尖瓣閉鎖不全。

刺激傳導系的疾病是在竇結節所造成的竇機能不全症候群，或房室傳導系所引起的房屋阻滯。

●各種心臟疾病

青年期以後發生的心臟疾病	1. 先天性心臟疾病 2. 風濕性瓣膜症 3. 川崎病 4. 心外膜炎	5. 心內膜炎 6. 心肌炎 7. 心肌症
中年期後較常罹患的心臟疾病	1. 高血壓 2. 虛血性心臟疾病： 狹心症、心肌梗塞等	
老年期特有的心臟疾病	1. 變性、石灰化所引起的瓣膜症二尖閉鎖不全 主動脈瓣閉鎖不全 石灰化主動脈瓣狹窄 2. 刺激傳導障礙 竇機能不全症候群 房室阻滯 3. 心房細動 4. 心類澱粉症	

2. 何謂虛血性心臟疾病

虛血性心臟疾病就是狹心症或心肌梗塞，主要是因為供養心臟肌肉營養的血管（冠狀動脈）異常，造成血管狹窄或閉鎖，使得血液循環出現障礙。冠狀動脈如下圖所示，就是圍繞心臟的三條動脈，包括由左冠狀動脈分枝的前降枝與左回旋枝，以及右冠狀動脈。

所謂虛血就是到達某個臟器（在此是指心臟）的血流量減少的狀態，虛血性心臟疾病包括狹心症和心肌梗塞兩者。

●供養心臟的3條冠狀動脈

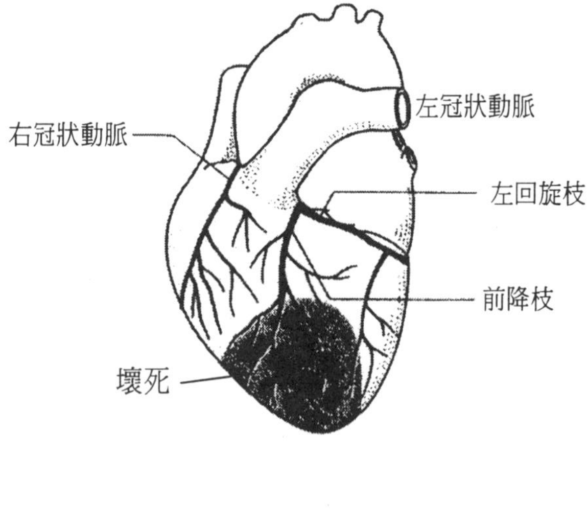

虛血性心臟疾病以五十歲層、六十歲層的人較常罹患，同時是七十歲以上的年齡層較常見的疾病。最近，四十歲或三十歲左右的人也曾罹患這種疾病。

3 中國人已了解「動脈硬化」的治療法
——「動脈硬化」治療法在兩千年前已確立

「動脈硬化」是動脈內壁的鈣質沈積，而造成動脈的加厚與變硬。若是由於脂肪沈積所產生的，稱為脈粥樣硬化。當下肢受影響時，則發生閉塞性動脈硬化。

山楂果、辣椒、蘩縷、銀杏萃取物，對動脈硬化有幫助。

在《黃帝內經》中有很多關於心臟病——狹心症、心肌梗塞的記載。例如心臟病又稱「真心病」、「厥心病」、「胸痺」；症狀描述為「胸脇支滿、心煩、心痛、肢冷、胸部鬱悶、心臟部位疼痛、手腳發軟發冷」。其中最嚴重的是「真心病，手腳關節發紺、心痛強烈，發作時會猝死」，或此種「疼痛的範圍，會擴散至背部、肩胛骨間」等等。

《黃帝內經》中關於心臟病療法有記載。雖是兩千年前的醫學書籍，以現代醫學立場來看，也會令人訝異記述之正確和中國傳統醫學的深奧，是世界上最古老的心臟病記載，比羅馬時代早一百年。

今天的中醫學並未直接延襲中國的傳統醫學，而是表現「中西醫結合」——中國傳統醫學和西方現代醫學相互活用的優點，發展出獨特的醫學理論。

例如，根據現代中醫書籍《養生壽老集》的節錄：

「中醫學和西方醫學併用的治療法，最適合老年病（心臟病、腦中風等），治療心肌梗塞之時，如果只用西藥單獨治療中等程度的休克，死亡率四一・六％，合併中醫則只有二五％。嚴重程度時，照獨使用西藥的死亡率為八一・三％，合併中醫下降為五三％。

從心肌梗塞的急救治療來看，中西合併治療的死亡率為十三％」。

4 突發症狀

——「狹心症、心肌梗塞」的患者遽增

- 心窩附近疼痛。
- 心臟四周有攣縮痛。
- 睡眠時會因胸部有緊縮感，呼吸困難而驚醒。
- 胸口會有一、兩分鐘的疼痛，若休息可復原。
- 淋浴後驟然進入冷氣房，腹部四週會刺痛。
- 曾經罹患膽結石，誤以為是膽結石所引起的症狀。
- 冬天早晨，胸部會有灼傷般的劇痛。

狹心症、心肌梗塞——突發性的胸部劇痛，不安感和心悸……，國內的飲食習慣逐漸歐美化，心臟病也遽增，成為僅次於癌症的第二大死亡原因。

根衛生署公布的二〇〇八年台灣民眾十大死因，惡性腫瘤（癌症）連續第

二十七年盤踞十大死因榜首。排名第四的肺炎與排名第九的自殺，分別增加六・五％、三・三％，其他都呈現減少現象。

台灣民眾十大死因內容與去年相同，依序是：惡性腫瘤佔二十七・三％、心臟疾病佔十一・一％、腦血管疾病佔七・五％、肺炎佔六・一％、糖尿病佔五・六％、意外事故佔五％、慢性下呼吸道疾病三・八％、慢性肝病及肝硬化佔三・五％、自殺佔二・九％和腎炎、腎徵候群及腎性病變佔二・八％。

由此可見，屬於心臟疾病的狹心症、心肌梗塞的死亡率非常顯著地增加。根據醫學界調查，心肌梗塞和狹心症的年齡別，五十歲發生率約為五十三％，七十歲發生率六十五％，確實是值得注意的問題。

心臟病和腦中風都是屬於「心血管系統」心疾病，而心臟病又超過腦中風成為第二大死因。若兩者合併統計則又超過癌症。此外，糖尿病、高血壓也是心臟病的誘因，心臟病患者可能增加到一個很可怕的數字，這使得我們不可輕忽它。

5 何謂狹心症？何謂心肌梗塞？

狹心症和心肌梗塞有何不同呢？一言以蔽之，狹心症是冠狀動脈狹窄所引起的，而心肌梗塞則是冠狀動脈閉塞所引起的。

狹心症患者雖然有血流障礙，但血液循環不會停止，在不勉強的範圍內能夠運動，但是，當承受強烈的身心壓力時，心臟的拍出量必須增加，心肌的氧必要量超過供給量，因此產生胸痛，這就是狹心症。

另一方面，心肌梗塞則是狹窄的冠狀動脈形成血栓（血塊阻塞），完全阻塞血管內腔而造成的狀態，一旦形成血栓，血液循環就會斷絕。因此，由冠狀動脈所供養的心肌就會壞死。

血栓則是動脈壁的粥瘤脫落，堵住血管內腔，在其上方的血液凝固所造成的，血小板也與血栓的形成有關。

也就是說，冠狀動脈狹窄與閉塞的不同，就在於心肌有無壞死現象。

6 狹心症的症狀

狹心症的症狀是前胸部疼痛。前胸部是指心的中央，但有時候從胸的左側或左肩到上臂的部分會感覺疼痛。疼痛的持續時間為二～三分鐘，較強烈者可能會持續十分鐘。胸痛的性質包括劇痛、胸絞緊或胸苦悶的感覺等。

狹心症發作的方式大致分為二種。

① 勞動性狹心症

「勞動性狹心症」因冠狀動脈狹窄程度的不同而異，例如，爬樓梯時、跑動的時候、會議之間或是寒冷的冬天早上上班時，身心承受壓力時會發生，但中止運動或在舌下含硝化甘油，就能使疼痛立刻消失。

② 安靜時狹心症

「安靜時狹心症」是指在沒有什麼活動時突然發作，如就寢中或早上躺在床上，剛清醒後就會發生。這時是因為冠狀動脈的攣縮而引起血液循環受阻所致。

「不安定狹心症」則是指勞動性及安靜時狹心症，同時也是指狹心症的頻度、持續時間、程度等都增強了。這個病態的一部分會變成心肌梗塞，因此，要保持警戒，最好能住院。

「無症候性虛血」指的是無胸痛（無痛性）虛血，偶爾做心電圖才診斷出來。雖說是無症候，但是不見得就輕症，必須將其視為普通的狹心症而接受檢查。

7 心肌梗塞的症狀

先前敘述過，心肌梗塞是冠狀動脈完全閉塞而導致心肌壞死（細胞壞死）所致，症狀與狹心症相比，當然非常激烈。

胸痛的感覺是「可能已經快死了」非常強烈，而且持續時間較長，甚至長達三十分鐘或幾小時，顏面蒼白、冒冷汗。

胸痛的部分與狹心症相同，以前胸部為主，但有時左肩膀與左臂也會出現強烈疼痛。

此外，有時會出現呼吸困難、意識障礙、心悸等心肌梗塞的併發症症狀。主要併發症如下。

①心律不整

測量脈搏跳動時，發現一分鐘五十、四十或三十次（徐脈），這就是房室阻滯，原因是原本應該來自心臟起搏器的刺激並未傳導到心室所致。因此，需要人工心臟起搏器。

值得注意的是，心律不整會因心室性期外收縮而使頻度增加，出現心室頻拍及心室細動的危險。因為心臟梗塞而猝死，或利用救護車運送，或在住院中突然死亡的例子，大都是由於心律不整所造成的，但是，如果能進入CCU（coronary care unit冠狀動脈疾病集中監視治療室），則因為心律不整而死亡的例子就會減少。

②心不全

心臟肌肉的一部分壞死，使得心臟的拍出力減退，心拍出量減少，使得應該循環的血液積存，必要的血液無法供應到諸臟器，因此肺部充滿血液，導致呼吸困難，甚至出現肝臟腫大、下肢浮腫的現象。

③休克

因為心肌梗塞而使心臟的收縮力急速減退，循環的血液量減少，這時供給全身的血液減少，對於諸臟器，尤其是對於維持生命重要的腦、心、腎會出現機能不全的現象。血壓顯著降低，出現意識障礙，引起心原性休克。

有的老人未感覺胸痛，但是，卻引起心肌梗塞的現象，這種情形稱為無痛性梗塞。雖是無痛性，但不見得就是輕症。當然，呈現休克、呼吸困難、意識障礙等更嚴重的障礙也很多。

此外，老人可能會出現食慾不振、脫力（無法挺腰站直）、失禁與平常不同，但並不視為重大疾病的症狀，所以，診斷時可能花費較多的時間，有時候處理時已經太遲了。

8 動脈硬化的原因

虛血性心臟疾病的原因是冠狀動脈硬化，而冠狀動脈硬化又是如何發生的呢？不只是冠狀動脈，腦動脈或腎動脈、主動脈的動脈硬化原因都是相同的。

① 高血脂症

動脈硬化的危險因子，首推高血脂症。血清膽固醇值達二〇〇mg／dl以上的高膽固醇血症，以及中性脂肪三酸甘油脂為一五〇mg／dl以上的高三酸甘油脂血症，都與動脈硬化有密切的關係。超出正常範圍以上的脂肪，沈著於血管的內膜，就是形成動脈硬化的開始。

②高血壓

高血壓與動脈硬化是完全不同的疾病，但是由於動脈內壓升高，因此動脈壁緊張，會促進動脈硬化。罹患高血壓者與未罹患者比較動脈硬化時，就會發現有明顯的差距。

③吸菸

菸會使虛血性心臟疾病的發生率、死亡率增加，也會誘發心律不整。吸菸所造成的一氧化碳與血紅蛋白結合，會使血液運送氧的能力減退。

④糖尿病

糖尿病是著名的動脈硬化促進因子。因糖尿病的有無而比較動脈硬化的有無時，就會發現兩者具有密切的關係。

糖尿病所引起的動脈硬化遍及各種動脈範圍，包括主動脈硬化、四肢動脈硬化，尤其是閉塞性動脈硬化症，因為下肢的疼痛而經常跛行，或是走走停停，否則沒有辦法走路。灌流重要臟器的肌性動脈、小動脈及最小動脈都會受到廣泛的影響。

⑤ 肥胖

肥胖是指超出標準體重十％以上的現象。攝取的熱量比消耗的熱量更多時所引起的。吃過多、喝過多、運動不足等都是原因。一旦肥胖時，容易引起高血壓、動脈硬化及糖尿病等，不僅會促進動脈硬化，同時也會促進動脈硬化的危險因子。

⑥ 血栓

不是動脈硬化的危險因子，但是，在動脈內腔形成部分的血栓（血塊）會使內腔狹窄的程度更強烈，比起慢慢進行的動脈硬化而言，一旦發生血栓時，即使不會完全閉塞，但狹窄程度可能會突然增加。臨床上將此歸為不安定狹心症，也就是狹心症重新出現，或是狹心症的頻度、強度增強的原因。

此外，由血栓引起完全閉塞狀態時，就會造成心肌梗塞。

9 高血脂症的原因

動脈硬化的危險因子中，特別重要的就是高血脂症。高血脂症是指血液中脂肪成分增加的狀態。

血液中的脂質（膽固醇、三酸甘油酯、磷脂質、游離脂肪酸）在生物體內與蛋白質結合，形成脂蛋白。

可以當成血清脂質測定的是總膽固醇、中性脂肪、磷脂質、HDL、膽固醇游離脂肪酸、脂蛋白、脂蛋白電氣泳動分畫（乳糜微粒、前β、β、α脂蛋白）、阿樸蛋白（A—I、A—Ⅱ、B、C—Ⅱ、C—Ⅲ）以及脂蛋白(a)〔LP(a)〕等。

脂蛋白有乳糜微粒、超低比重脂蛋白（VLDL）、低比重脂蛋白（LD

L）、高比重脂蛋白（HDL）等四種・依序比重加重，而大小則相反，會依序變小。

膽固醇中主要含有低比重、高比重脂蛋白，而三酸甘油脂中主要含有乳糜微粒、超低比重脂蛋白。

膽固醇具有抑制動脈硬化的好膽固醇與促進動脈硬化的壞膽固醇，低比重脂蛋白是壞膽固醇，高比重脂蛋白是好膽固醇。

低比重脂蛋白主要負責將膽固醇等搬運到全身細胞，增加過多時會在血液中增多，而成為動脈硬化的原因。相反的，高比重脂蛋白則是將多餘的膽固醇運送到肝臟處理工廠，所以，高比重脂蛋白是好膽固醇。

10 動脈硬化與年齡的增加

以前的人說「人和動脈一起衰老」，動脈硬化從三十多歲開始，隨著年齡的增長會形成高度動脈硬化，即使沒有高血壓、糖尿病、高血脂症等促進動脈硬化的因子，但如果為高齡者，則動脈硬化出現的頻度也比較高。

調查未罹患高血壓、虛血性心臟疾病、瓣膜症等心臟疾病老人的冠狀動脈，發現狹窄程度大都為五〇％。如果狹窄至七五％時，就會出現狹心症等症狀，所以，五〇％左右應該可以算是納入老化現象中的變化。

11 狹心症、心肌梗塞的區分①

首先我們必須了解心臟的構造。心臟約拳頭大，重二百～三百公克，位於左右兩肺葉之間，由左右心房、心室四部份構成，各有一二〇～一六〇毫升的血容積。

心臟的活動中樞為延髓，並接受自律神經支配。自律神經中的交感神經使心肌興奮，副交感神經抑制心跳。心臟肥厚的心肌像唧筒（幫浦）般做強有力的收縮，促使血液循環至全身。供應心臟氧氣和營養的是冠狀動脈，如果冠狀動脈硬化且部份狹窄阻塞，會造成缺氧和血流不足，此乃狹心症胸痛的發作徵兆；若冠狀動脈完全阻塞使心肌壞死，就是心肌梗塞。

狹心症的特徵是胸部緊繃，有強烈的疼痛。通常發生在某種用力使勁之後，由於心肌的血流量不足而引起。病人會感覺好像有人用力壓他的胸部。

狹心症的危險訊號如下——

・五十歲以上的男性居多，尤其日常生活中有很大的精神壓力者要格外小心。

・前胸突然疼痛，有時波及左肩、左手臂至胃附近。

・壓迫性疼痛，有如錐刺般的緊縮感。

・疼痛時間約二、三分鐘～十分鐘，最長有二十分鐘。

發作一、二次後結束，偶爾會短時間內重複發作。

・身體疲勞、精神不安、過度寒冷為其誘因。因爬樓梯等此類身體運動，或精神過度興奮、飲食過量而誘發的情形也很多。

・安靜型狹心症：休息時或午夜發作。勞動型狹心症：如爬樓梯或精神興奮時發作。

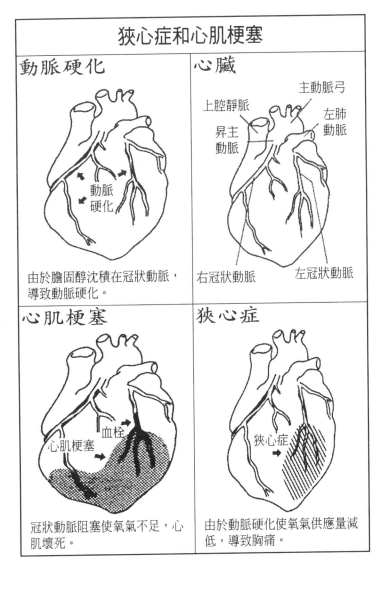

狹心症和心肌梗塞

動脈硬化

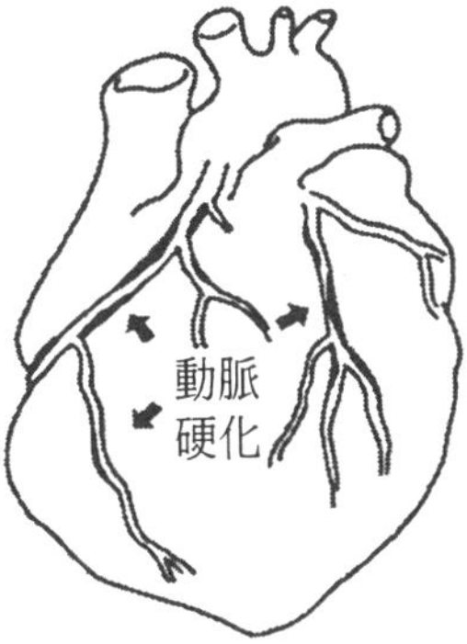

由於膽固醇沈積在冠狀動脈，導致動脈硬化。

心臟

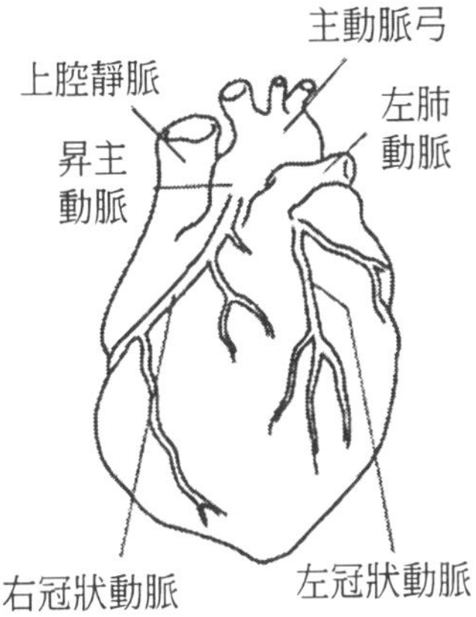

心肌梗塞

冠狀動脈阻塞使氧氣不足，心肌壞死。

狹心症

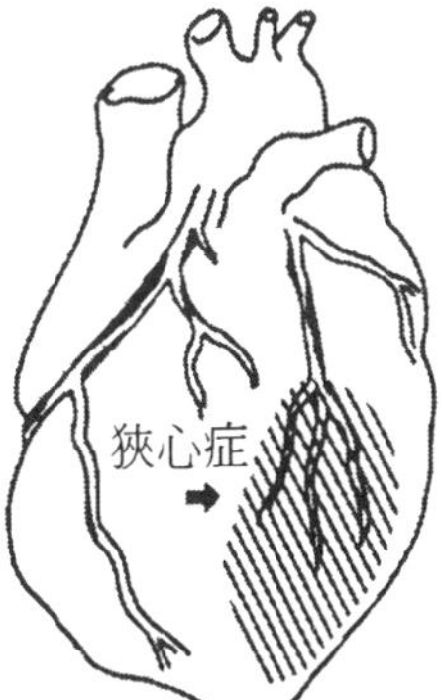

由於動脈硬化使氧氣供應量減低，導致胸痛。

・安靜型狹心症的發作時間較長，疼痛較強烈。

・除心痛外，還臉色蒼白、冒冷汗、打哈欠、流口水、心悸、氣喘等。併發強烈不安感的情形也很常見。

・高齡者、高血壓、糖尿病的患者更要注意。重度狹心症有可能惡化為心肌梗塞。

12 狹心症、心肌梗塞的區分②

當血凝塊阻塞狹隘的冠狀動脈，使心臟有一段的時間被斷絕營養素及氧氣時，會產生心肌梗塞。

以下是心肌梗塞的特徵——

・突發性的前胸及胸骨下部劇痛，胸部有壓迫感。通常只限於胸部，有時會向左肩、左腕、下巴或牙齒方向散開，病人會有瀕死般的痛感。

・痛的發作和狹心症不同，會持續長時間，休息也無法減輕，可能伴隨休克狀態。

・所謂休克狀態是指胸部如同受壓迫般的苦悶，服用狹心症特效藥硝化甘油或亞硝酸鋁亦無效。症狀為臉色蒼白、手腳冰冷、嘴唇和手指發紺、發汗、心悸、不安感、血壓急速下降。

・心肌梗塞發作時，應立即將病患送入有CCU（Coronary Care Unit冠狀動脈加護病房）的醫院治療。

・心肌梗塞發作後一週內死亡的比率很高，復發或高齡者要注意。

・引起壞死的心肌在一個月內會形成疤痕組織，這段期間要保持安靜和絕對臥床休息，若再活動會危及生命。

・初次經歷心肌梗塞或狹心症的老年患者，在面臨突發情況時約有二十%不會陳訴胸痛，而說成呼吸困難。

・心肌梗塞是因膽固醇增加至二二〇毫克（國人的平均值為一八〇～一九〇毫克）而使發生率升高。

13 狹心症、心肌梗塞和腦中風的共同因素

① 動脈硬化——身體老化現象的反應

狹心症、心肌梗塞起因於動脈硬化，此乃眾所皆知。動脈硬化雖是身體老化的現象，但並非全身血管皆會有相同程度的硬化，是因為身體過度勞動、喝酒、抽菸、遺傳性高血壓、糖尿病等所引起。此外，較粗的動脈，如冠狀動脈或腦動脈會引起「粥狀硬化」。

「粥狀硬化」（atherosclerosis），是體內脂質沉積在血管內壁，形成凹凸肥厚或膠狀纖維硬化。

罹患動脈硬化後，血管管壁會失去彈性，內壁狹窄，血液循環惡化的結果使血壓上升，呈現心臟肥大。

如果是冠狀動脈硬化，會造成狹心症及心肌梗塞；發生在腦動脈時，則是

腦中風（腦梗塞）。

以上是現代醫學的立場來解釋。

現代醫學分析預防動脈硬化的方法如下：

1. 注意適量飲食，增加食物中的纖維量。

2. 節制咖啡、可樂、香菸等刺激物，及酒、辛辣食物。

3. 適度運動，避免身心過度疲勞。

4. 可能造成動脈硬化的高血壓、糖尿病要盡早治療。

在飲食方面，要避免攝取動物性脂肪和過量的糖，定時定量，尤其是節制鹽份攝取，這是每個人都應注意的。

② 動脈功能的測試

由以下的方法來檢查腿部動脈中的血流情況。

用手輕壓「足部表面」、「腳踝內側」、「膝蓋背面」這三處能感覺到動脈脈搏的部位。假如您摸不到脈搏時，那表示供應腿部的脈變窄了。

此時，您可能需要請醫生做檢查。

第三章　不要疏忽危險的自覺症狀

●狹心症、心肌梗塞的獨特兆候

危險徵兆①　「心氣虛」和「心陽虛」

・心悸、氣喘。
・胸部鬱悶、不安。
・易疲勞、無力氣。

——如果你在日常生活中會出現這些症狀，就要特別注意是否為狹心症、心肌梗塞的危險訊號。

中醫學將它分為二大類型：

一、「心氣虛」型

①易流汗。
②臉色蒼白。
③說話無力。

④懶散。

⑤舌頭顏色淡、白。

對於這種型的患者，可使用「補益心氣」療法：

✖八炙甘草湯——心悸、氣喘、脈搏中斷等症狀適用。

✖養心湯——失眠症狀使用。

✖四君子湯——容易疲勞、食慾不振使用。

二、「心陽虛」型

①手腳發冷。

②畏寒。

③夜間頻尿。

④舌頭呈藍紫色，略為浮腫。

此型患者可使用「溫通心陽」療法：

✖苓桂朮甘湯——特別用於站立時會暈眩的人。

✖保元湯——處方為炙甘草、人參、桂皮、黃耆。

●解說——

所謂「氣虛」、「陽虛」乃中醫專門用語，以現代醫學的說法可稱為「氣虛症候群」，「陽虛症候群」。

「氣」、「血」是構成生命現象的要素，這是中醫學很重視的概念。「氣虛」乃「氣」的不足，也就是臟器機能衰弱的現象；而「陽虛」是五臟六腑機能低下併發「寒證」的現象。

換言之，「心氣虛」、「心陽虛」為「心」的機能低下所產生的各種老化現象。中醫學上所說的「心」，不只是「心臟」這種臟器，且包括「氣」「血」循環的機能。

危險徵兆② 「心血虛」和「心陰虛」

・不易入睡、易驚醒。

・健忘、頭暈。

・視力模糊。
・驚厥。
・不安感。
——日常生活中若有這些症狀出現，要注意是否為狹心症、心肌梗塞的危險訊號。中醫學將它分為下列二大類型：

一、「心血虛」型

①經常作夢。
②氣色欠佳。
③手足麻痺、肌肉痙攣。
④指甲易斷、顏色差。
⑤舌頭蒼白。

此型患者，可使用「補血安神」療法：

✖四物湯加酸棗仁、柏子仁——四物湯是治血虛的基本處方。

♜歸脾湯——治失眠、健忘症。

二、「心陰虛」型

心悸、胸悶、手足麻痺、失眠或難以入寢……等外，還有如下症狀：

①火氣大，手腳發熱。
②焦慮。
③口渴、頭痛、喉痛。
④顏面潤紅。
⑤舌頭發紅。

這類型的患者，可使用「滋陰安神」療法。

♜天王補心丹——除治失眠外，還可用於手腳發熱、健忘、睡時冒汗、腳腰無力等症狀。

血質惡化的重大原因

「血虛」和「陰虛」為中醫學的臨床診斷依據，以現代醫學的說法稱「症候群」。

中醫學理論重視生命構成要素的研究，並且有「氣」、「血」兩種概念。「血虛」是指血液機能低下（營養、滋補作用低下）及血質的惡化（血液的基礎物質不足）；「陰虛」則是「心」的營養不足（陰液——津液、精血的不足狀態）。

危險徵兆③　不要忽略「腎虛」在日常生活中的危險訊號

・耳鳴。
・嚴重健忘症。
・目眩。
・足、腰倦怠。
・行動遲緩，精神不濟。
——在日常生活中若出現以上顯著的症狀，表示健康亮起紅燈。

中醫學將這些症狀稱為「腎虛」。

現代西方醫學把狹心症、心肌梗塞解釋為心臟的冠狀動脈硬化症，屬動脈硬化的老化現象；「腎虛」大致上也是指這種老化現象。

「腎虛」分為：一、「腎精不足」，二、「腎陽虛」，三、「腎陰虛」。

症狀：

①耳鳴。
②目眩。
③健忘症。
④足腰痙攣、手腳發冷或發熱。
⑤動作遲緩、缺乏精力。
⑥脫髮、牙齒鬆脫。
⑦性機能衰退（男性——性慾低下、陽痿）（女性——無月經、不孕症）。
⑧夜間頻尿，早晨時下痢。

治療方法：

■腎精不足（腎虛）——補益腎精治療：可使用雄鹿的骨質角、草龜龜甲所製成的左歸丸；胎盤提煉的河車大造丸。

■腎陽虛——溫補腎陽治療：可使用八味丸、右歸飲、海馬、鹿茸等動物性藥物。亦可用海馬補腎丸、至寶三鞭丸。

■腎陰虛——滋補腎陰、滋陰降火治療：六味丸、知柏地黃丸。

■肝腎陰虛——滋補肝腎、清肝火、明目治療：使用杞菊地黃丸。

■肺腎陰虛——滋補肝腎、潤肺平喘治療：使用八仙丸。

■心腎陰虛——滋補肝腎，養心安神治療：天王補心丹。

4 為何中醫重視「腎」

中醫學所指的「腎」，難以確定即為現代醫學的「腎臟」概念；但是，中醫學對其具有廣泛的「生理機能」解釋，例如：

A　腎能藏精，並主宰其成長發育和生殖。

B　腎主宰水份——泛指維持人類正常代謝之意。腎將所有的水聚集，把有用的水分布於各臟腑，多餘的水則變成尿液運送至膀胱，由膀胱負責尿液的貯存、排泄，以促進肺的調節機能（水份代謝），及脾對於水分的運用功能（消化、吸收食物、輸送水份和營養物質）。

C　腎主宰納氣——指腎將肺所吸入的氣體分別再傳送體內各處。

D　腎主宰骨骼、髓質的生成、腦部通暢、頭髮生長——促進骨骼、牙齒的成長、發育，對骨髓、脊髓、大腦發達和維護具有重要機能。若腎精充足可使頭髮有光澤，衰弱則會掉髮、長白髮。

E　腎主宰耳的開竅及二陰——和聽覺有關，腎精衰竭會導致聽力減退、耳鳴。二陰是指前陰（生殖機能、排尿機能）及後陰（排便機能）；若腎精低下則引起生殖能力低下，排尿、排便異常等症狀。

所謂腎虛即腎的「精」消耗或不足，此為老化現象。這種腎虛為先天性虛弱、過度勞累、慢性疾病、性生活不節制、甜食攝取過量、七情（內因）等所引起的。

自古即有「病從心生」之說，精神的負擔、情緒的變動、「氣」「血」的不調和，皆成為疾病的起因。喜、怒、憂、思、悲、恐、驚的七項要因稱為「七情」。

5 中醫學的健診重點

中醫學是專門性的學說，但在此仍為讀者闡明其精要的義理。中醫學的治療法稱為辨證施治（論治），包括：

①八綱辨證　②氣血辨證　③臟腑辨證——此三項非常重要。

① 八綱辨證

這是如何判斷疾病的性質、位置，身體的抵抗力和病情。

可做為前述的具體概念有(a)表、裏(b)寒、熱(c)虛、實(d)陰、陽。

■「虛」證和「實」證

用來表示體力的程度（狀態）。

「實」證是體力過於充足，或身體對疾病的抵抗力過強的狀態。具體情況為——

・容光煥發。
・血壓高。
・面色潤紅。
・容易興奮。
・聲音高昂。
・容易流汗……等症狀。

「虛」證則是內臟機能低下，抵抗力衰弱，自然治癒力衰弱的狀態。也可說是體質虛弱和老化現象。具體情況為——

・臉色蒼白。

・精神不濟。
・容易疲勞。
・流汗增加。
・下痢。
・血壓下降、脈搏弱等。

有人認為「實」證——體力過於充沛，應是很理想的狀態。但中醫學並不這麼認為，理由是疾病絕非單純地僅表現身體某部位欠佳，身體平衡異常才顯示人體的脆弱，因此，中醫學的重點在維護身體狀態正常。

這種思想背景說明人類的生命現象乃自然現象之一，人類和自然有很深奧的關係（見於「陰陽五行思想」）。人類的心和肉體、內臟，內臟和內臟，內臟和體表（身體表面、皮膚），都屬於密切的相互關係，由此產生了整體觀念——各自相互協調，取得平衡的狀態，才是最理想的。

易為人忽略的肩酸、高血壓……，中醫學即認為此乃身體某處缺少平衡。

有人誤解中醫學專門用語「實」證即為身體強壯，「虛」證即身體虛弱。

動 脈 硬 化 的 進 行 步 驟
（血管的斷面圖）

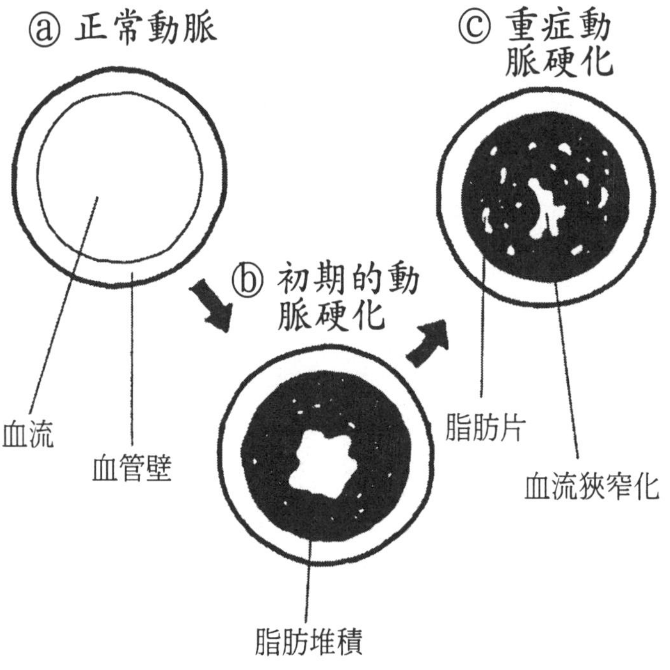

ⓐ〈正常動脈〉血液循環順暢。
ⓑ〈初期的動脈硬化〉血管內膽固醇堆積。
ⓒ〈重症動脈硬化〉血液不易流動。

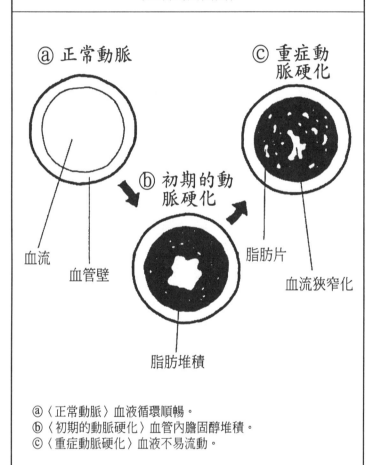

事實上，「實」證是指對疾病的強烈病理反應，如劇烈頭痛、耳鳴、失眠、眼睛充血、高血壓、心肝火旺（心和肝的興奮性增高）等。

♦「寒」證和「熱」證

「寒」證是指體力有衰退、萎縮傾向（器官鬆弛、無力感）。「熱」證是對疾病有炎症反應，呈現興奮的狀態。

中醫學治療慢性病，最重要的是區分病症屬於怕熱型（熱症）或畏冷型（寒證）。

♦「陰」病和「陽」病

「陰」「陽」是前述「虛實」「表裏」「寒熱」的概念總括。

②氣血辨證

用來判斷維持身體（生命力）的「氣」（陽氣）和「血」（陰液）的情況。

前面陳述過，中醫學對「氣」「血」乃支持生命之要素的概念非常重視，人類的「氣」「血」失調便會患病。

「氣」是現代醫學所缺乏的理念，也許不易解，但可以解釋為支持人類生命力的能量。「氣」所流動的途徑稱為「經絡」，其特定的刺激反應點就叫「經穴」（穴道）。

「血」包括人類血流的本身作用、流動（營養、滋補作用）之意義。中醫學認為「血」為「氣」之母，「氣」控制「血」，兩者關係密不可分。

此外，「心血虛」和「心氣虛」兩者同時併發的情形也很多。

③ 臟腑辨證

用來判斷哪一個器官出現病症，以及器官與器官之間是否調和或不良。

中醫學為中國人四千年來和疾病纏鬪，辛苦獲得的豐富經驗累積的知識結晶。例如中醫學重視對「經穴」的刺激，不外乎是內臟機能和體表有關之故。

換言之，現代醫學是分析式地掌握病症來加以治療，而中醫學是整體性地了解病人、治療病人——此乃最大的差異。

第四章　預防心臟病的食物

1 醫食同源——何種飲食生活最理想

「以五穀為榮，五果（五種水果）為助，五畜（五種肉類）為益，攝取五菜。食用氣味（乃五氣和五味，按《黃帝內經・靈樞》的描述，五味——酸味入肝，苦味入心，甘味入脾，辛味入肺，鹹味入骨）……，即具有補精益氣之功效……。」

中國最古老的醫學書籍《黃帝內經》，非常注重飲食生活運用的方式。

所謂五穀是指米、麥、大豆、小豆、黍。

五果是指桃、李、杏、栗、棗。

五畜是指牛肉、羊肉、豬肉、狗肉、雞肉。

五菜則指葵、豆葉、蔥、薤白、韭菜。

換言之，若想促進健康就必須將穀物、果實、動物性食品、蔬菜——上述食物做適當地分配組合。

《黃帝內經》亦作下列陳述：

「多食鹹味，血液會黏，臉部光澤會起變化。

多食苦味，皮膚枯槁，毛髮脫落。

多食辛味，肌肉痙攣，指甲枯黃。

多食酸味，肌肉起皺，嘴唇乾燥。

多食甘味，骨頭疼痛，容易掉髮。此乃五味之傷害」（五臟生成論）。

《黃帝內經》意在告誡切勿暴飲暴食或者偏食。現代醫學對《黃帝內經》的記載經過冷靜分析後，繼承了精髓思想，再依據各種事實經驗加以發展。

《黃帝內經》重視預防醫學的觀點，可由「上工（名醫）在未發病前即將之治癒，中工（一般醫師）於發病後才治療」看出。

中國傳統醫學確立了「食醫制度」，將醫師分類為：神醫、聖醫、上工、巧醫……，而「食醫」居最高位。

神醫——（望證）用眼睛判斷症狀。

聖醫——（聞證）用耳、鼻來診斷。

上工——（問證）由與病人的問答來判斷。

巧醫——（脈證、腹澄、背證）按脈搏，進行腹診，詳細檢查後再做判斷。

「食醫」居最高位，證明「醫食同源」思想的受重視，對今日的飲食生活也可提供參考的線索。

2 「陰陽五行思想」探索

「醫食同源」的背景，乃是「陰陽五行思想」的思想體系。基本說法為「人和天地相應合」，人體和自然界、人體和內臟之間，完全屬同一體系。

「陰陽五行思想」以自然界、太陽、月亮為中心，木星、火星、水星、土星、金星各有作用，相互平衡。

鑽木生火，火會生土，土生金，金吐水，水可育木……，或是木為金尅，金溶於火，火遭水滅，水來土擋，木取養份於土……此種說法以為驗證。

前述的「五味」和內臟的關係，即表示酸味補肝，苦味補心，甘味補脾，辛味補肺，鹹味補腎……之意。

也許大家會認為「鹹味補腎」是很奇怪的說法，但中醫學云「五味之不足，五味之過量，疾病皆俱」。適量的鹽份攝取是人體不可或缺的。

3 狹心症——下列食物可預防狹心症

《黃帝內經》指出，凡是內臟衰弱的人，可服用對內臟具有滋補功效的食物，並可預防狹心症、心肌梗塞、腦中風。

- 酸味——麥、李、雞肉、韭葉。
- 苦味——玉米、杏、羊肉、薤白（洋蔥）。
- 甘味——小米、棗、牛肉。
- 辛味——稻、桃、馬肉、蔥。
- 鹹味—豆類、栗、豬肉。

關於「五色」記述如下：

- 綠色食物—菠菜、芹葉等，可補肝。
- 紅色食物—紅豆、番茄、西瓜、蝦等，可補心。
- 黃色食物—大豆、甘薯等，可補脾。
- 白色食物—梨、薏仁等，可補肺。
- 黑色食物—黑豆、黑芝麻，可補腎。

可預防狹心症、心肌梗塞的食物為《黃帝內經》所舉出的玉米、杏、羊肉、洋蔥，或紅豆、番茄、西瓜、蝦等，大家應多加攝取。

4 葡萄乃「不老長壽」食物

中國傳統醫學由兩漢的《黃帝內經》，繁衍出東漢《神農本草經》。直到今天，根據西元六世紀左右，陶宏景的修訂本內容可發覺，它雖是藥物書籍，但書中記載的生藥多為食物，這表示中國傳統醫學認為「人類的食物各有其藥理作用，必要時可加以區分。」

例如，葡萄被視為「上藥」（不老長壽之藥），有具體的收斂作用。雖會引起便秘，卻可補「氣」「血」，促進排尿，消除疲勞。以現代醫學來分析也十分正確。再者如生薑，它被列為「中藥」（保健藥），可溫熱身體內部，具有出汗作用並促進內臟機能。這種記載亦是正確的。

關於生薑有個非常重要的問題。在食品成份表中，生薑毫無營養價值，現代醫學根本不重視。但中醫學認為生薑可「促進內臟機能」是很好的生藥。

換言之，現代醫學是要素主義、分析主義，中醫學則重視人類和食物間的關係。

5 「狹心症」預防食物①

大豆——降低膽固醇值預防「恍惚」

大豆原產於中國，西元前四世紀即有栽培，在中國傳統醫學是補腎的重要穀物。黃豆、綠豆、紅豆、黑豆等豆類中，以黑豆的藥效最好。

大豆為豆科植物的種子，其營養極為豐富。調查研究發現，盛產大豆和魚類的地方，那裡的居民大多姿態健美，身強力壯，為長壽區。

大豆富含蛋白質、礦物質、微量元素和維他命。實驗證明，以豆製品代替動物性食品，兩個月後血清膽固醇可降低二十%以上。豆製品中含有豆固醇，它能抑制膽固醇的吸收，從而預防動脈粥樣硬化、高血壓和心臟病。

以豆製品代肉，持續食用，二個月後就有明顯降低膽固醇功效。

豆腐二百克，海帶五十克，魚二百克，加調料炖熟食用，可達延年益壽之效。

《本草綱目》敘述：「口服生黃豆，可祛除水腫，解胃熱，治頻尿，排除陳血，小腹脹。又可消盡諸毒，補腎活血，驅風消腫。」

「飯後呑服生黃豆半兩（約十五克），可解心胸煩熱，治恍惚，明目鎮心，持續食用可使臉色紅潤，白髮變黑不易衰老。煮熟後食用可祛寒消腫。」

黃豆功用如下：

・對腎具療補作用——利尿、消除浮腫。並可活化血液、解毒、排氣、促進水份代謝。

・滋養止汗作用——容易疲勞，睡時出汗多的人有助益。

・對胃、脾（胰）具療補作用——治療胃、胰的脹氣，大便通暢、解毒，除去水腫。

《本草綱目》又敘述黃豆芽：「以水浸潤待生出白芽，此乃菜中佳品。」黃豆芽可謂整胃的機能；其副產品豆腐可調和胃和脾（胰）的活動，促進大腸機能。此外，紅豆的作用為清熱利尿，消腫散血。

6 「狹心症」預防食物②

芹菜——能降低血壓、擴張血管

芹菜（旱芹）為芹科植物，已證實具有降低血壓、擴張血管的作用。以現代營養學分析，芹菜營養豐富，清香爽口，含有豐富的礦物質。其中「鉀」可促進心肌活動力，與心悸、氣喘成因有關。

芹菜烹炒均可，是人們喜愛的蔬菜，具有較高的藥用價值：能平肝清熱、祛風利濕、解毒消腫。美國藥理學家艾里歐德，從芹菜中提取出一種名為3—h—丁基苯二酸的化合物，具有明顯的降壓功效。

國人經常食用芹菜，「藥膳」中的「芹葉粥」也很有名。此外，富含鉀的食物尚有花生、芋頭、甘薯、馬鈴薯……等。

據《中藥大事典》中臨床報告介紹，只用添加蜂蜜的芹菜汁來治療高血壓，在降低膽固醇的十六個臨床病例中，有效的十四個，無效二個；對原發性、老年性、妊娠性高血壓也有療效。

治療高血壓、冠狀動脈硬化性心臟病時，只需飲用以十個芹菜根、十個大棗所煮成的熱湯，在二十一個膽固醇值超過二百毫克的病人中，有十四個病人膽固醇值下降八十～七十五％。

芹菜六十克，山楂五十克，用水煎服，每天二次，可降低高血脂。

鮮芹菜絞汁，加入適量的蜂蜜，早晚各服五十cc，可治療高血壓。

芹菜中所含的芹菜素和芹菜苷，具有顯著的降血壓、降血脂、降血清膽固醇的作用，對治療高血壓、目眩、頭痛有效。

7 「狹心症」預防食物③

菊花——現代學也證實可增強微血管的抵抗力

中醫學使用菊花治療冠狀動脈性心臟病、高血壓的有效臨床報告如下：

「六十一個狹心症病人，使用菊花湯液效率達八十％。其中效果顯著者四三．三％，症狀改善者三六．七％，症狀輕者效果較好。對胸悶、心悸、氣急（呼吸頻繁）、頭暈、頭痛、四肢發麻（身體麻痺）等症狀治療雖有程度之別，但透過心電圖發現治療見效的有四九．五％，效果顯著一八％，症狀改善二七％。」

「將菊花、銀花混合，以沸水分四次注入，每次十～十五分鐘，當茶水每天喝。使用三次後將殘渣丟棄換新，以免破壞有效成份。觀察四十六個病例結果，服三～七天後，頭痛、目眩、失眠症狀開始減輕，血壓降至正常的有三十五個病例；其他病人也在服用十～三十天後，自覺症狀有了某種程度的好轉。」

此乃《中藥大事典》的臨床報告。前者的調理法是將白菊花十兩（三百公克），浸泡於開水一夜至翌日，煮二次（一次三十分鐘），煮剩五十cc，每天吃二次，一次二十五cc。以兩個月為一個循環服用。

使用菊花提煉液的動物實驗證實可增加微血管抵抗力，讀者們可將其導入飲食生活。

關於菊花的藥效陳述如下。

《太清靈寶方》記載：「九月九日採菊花二斤，茯苓一斤，一同搗碎後篩出末。每次服二錢，溫酒調下，一日三次；或者用煉過的松脂，和末做成雞蛋大的丸，每次服一丸。久服令人延年益壽。」

《神農本草經》記載：「治頭眩（頭重目眩）、利血氣，促進血液循環。」《本草網目拾遺》又說：「治頭暈、目眩、益血。」根據現代醫學的說法，即對高血壓、貧血性心臟病（狹心症、心肌梗塞）、頭痛、目眩、頭暈、眼充血有效。

中醫學認為菊花有利血氣的作用，可用於狹心症、高血壓、動脈硬化的臨床治療；而菊花酒也頗受喜愛。據《大眾藥膳》指出，菊花酒能養肝腎、利頭目，具抗老化的用。

8 「狹心症」預防食物④

山藥——長期食用效果出眾的重要食物

山藥又叫做薯蕷、山薯、山芋、土薯、玉延，名稱由來為「生長在山中之藥」的意思。山藥味甘，性平。含有豐富的營養物質，是物美價廉的補品，補而不膩，香而不燥，歷代醫家盛贊為「理虛要藥」。

據《神本草經》陳述——

「主治脾（胰）、胃之傷害，補虛弱、祛除寒暑邪氣，增強氣力，強化肌肉。」

接著《藥性論》又說：

「補五勞七傷、止腰痛、鎮心神、補心氣不足，適用於體質虛弱的人。」

《名醫別錄》也指出——

「治頭痛，止腰痛，補體質虛弱，使五臟充實，祛除煩熱。」

《本草綱目》則說——

「傷中，補虛羸，除熱邪氣，補中，益氣力，長肌肉，強陰。久食山藥，令人耳聰目明，輕身不飢，延年益壽。……」

以現代說法則是「肺、脾（胰）、腎的要藥」，同時也是「八味丸」的主要成份之一。

現代營養學分析山藥所含大量胺酸等為身體構成要素；膽鹼可強化肝臟，預防肝硬化、脂肪肝。山藥的維他命B_5含量很多，可促進脂肪代謝作用，是現代人的重要食物。

山藥中所含的黏液多糖物質與無機鹽類結合，可以形成骨質，使軟骨具有一定彈性；所含的黏液蛋白能預防心血管系統的脂肪沈積，保護動脈血管，阻止其過早硬化，並可使皮下脂肪減少，有減肥作用；能防止肺、腎等臟器中結締組織萎縮、預防膠原病。

此外，山藥對糖尿病大有助益。糖尿病在古時為「數食甘美而多肥」——食用美味而多脂肪的人易患的疾病。

早在隋代（五八一年～六一九年）即有此說——「消渴——五氣之溢也，名曰脾癉。夫五味入於口，藏於胃。脾為之行其精氣，溢在脾。」亦即「糖尿病乃脾、胰之疾病。食物由口進入胃，依靠胰的運動將營養分佈體內各處。」此種機能若惡化，會使糖分溢出，尿液有甜味——故胰乃糖尿病因所在。

隋代距今約一千五百年，常時檢查糖分的有無或過多的方法為置人尿於盤中，觀察螞蟻是否來附著。

由山藥、白朮各一兩，人蔘七錢半，共研末，加水和糊做成丸子，如綠豆大。每服十至五十丸，米湯送下，可治脾胃虛弱，不思飲食。

山藥、天花粉各十五克，水煎服，每日一次，經常飲服。對糖尿病的口渴、尿多、善飢有功效。

糖尿病人易口渴、多尿。一日三次，每次食用六十克；或是一百克的山藥和豬胰做成湯菜，每日吃亦有效。

山藥、豬胰、玉米鬚乃糖尿病「藥用食物之三傑」，亦能增強體力，最適合體質虛弱者及老人。

9 「狹心症」預防食物⑤

大蒜——含豐富的鎂鉀

蒜在中國分為大蒜和小蒜，小蒜為原有的品種，大蒜又名蒜頭、胡蒜，是西漢張騫由西域引進的品種。

大蒜奇特的功能受到許多國家的重視。古埃及建築金字塔時，國王下令民工每天吃大蒜，藉以健身及防病，來確保工程順利進行。

第二次世界大戰期間藥品奇缺，英國購買了幾千噸的大蒜，治療士兵的戰地創傷，成為替代抗生素的寶貴藥品。

《本草綱目》陳述——

「治心痛、散痛瘡、除感冒、消除毒氣、下氣消積食，化腐肉。破冷氣，利尿，止喘咳。」

李時珍說：「大蒜的氣烈，能通五臟六腑，使眼耳鼻口七竅暢達，消癰腫，助消化，這就是大蒜的功效。」

蒜的藥效如下：

・對胃腸的作用——促進胃酸分泌，增進食慾。對腸有殺菌功用。食用少量可促進腸的蠕動，若大量則會產生抑制作用。因此，便秘者食少量，下痢可食大量。

・降血壓作用——生食新鮮蒜渣汁，可降低血壓與膽固醇，還可溶解體內瘀血，治療冠狀動脈血栓。

・強精作用——有效成份為揮發性的蒜硫胺素、蒜素，可刺激勃起中樞，促進荷爾蒙分泌，幫助精子合成蛋白質，維他命A、B_1。

研究證明，每天吃三克大蒜就可使血液中的膽固醇和血脂明顯降低。每天吃二瓣大蒜，三個月後血壓可下降十二%左右。

大蒜具降低血壓作用，是因為大蒜含有前列腺素A和E，能使血管舒張，降低外周血管的阻力。

大蒜能抑制血小板凝聚，提高纖溶系統的功能，降低血液黏稠度，預防血栓形成，而血栓形成會引起腦中風和心臟病發作。

大蒜使血液中高密度脂蛋白含量增高，使低脂蛋白含量降低，可預防動脈粥樣硬化，保護心腦血管系統。

蒜屬刺激性強的食物，陰虛、潰瘍者應避免。

蒜含有豐富的人類必需礦物質，如鎂、鉀。鎂可調整心肌活動，若缺乏會引起心跳加快、手足抽搐。鉀的作用見於前述，蒜的鉀含量為芹菜的二倍。

由於大蒜中的有效成分遇熱會遭到破壞，食療一般以生食為佳，儘量避免油炸和高溫。食大蒜後，要解除口腔的蒜臭味，可以含當歸一片，或細嚼濃茶葉，可以減輕或消除氣味。

10 「狹心症」預防食物⑥

菠菜——自唐代起即被重視

菠菜又名菠薐、波斯草、赤根菜，味甘，性涼。原產地在中東，於唐代（七世紀）傳入中國。是綠葉蔬菜的佼佼者，被譽為「蔬菜之王」。為高血壓、貧血、糖尿病、便秘的患者必須食用的蔬菜。

《本草網目》中說：「菠菜利五臟，除腸胃熱，解酒過量而中毒。疏通血脈，開胸下氣，調澀，止口渴潤燥的功效。」

菠菜為作用緩和的補血滋陰之品，對「虛不受補」者尤宜；它所含的酶對胃和胰腺的分泌功能有良好作用，適合高血壓、糖尿病患者食用。

菠菜含有豐富的鐵，是供人體鐵質的良好來源，能增進身體健康。現代醫學將菠菜作為滑腸藥，對習慣性便秘、痔瘡者食之有益。

國外學者最近研究發現，菠菜含有維他命E和輔酶Q_{10}，具有抗衰老和增強青春活力的作用。

食用菠菜可通腸、補血活血、止煩渴、調中氣、助消化。以現代醫學而言，菠菜的鎂、鉀含量豐富，是現代人重要食物。體質虛弱的孩童更應食用。

菠菜中的葉酸為身體造血作用的因子，維他命C含量相當於二個檸檬。可治療嚴重口渴、燥症（身體的乾燥狀態），調整胃、脾（胰）的機能，幫助消化。

糖尿病人嚴重口渴時，飲用菠菜和雞肉（雞肫）的汁有效；菠菜並可促進胰的分泌。

菠菜含有草酸，草酸與鈣質結合易形成草酸鈣結晶，所以，腎結石病人不宜。

11 「狹心症」預防食物⑦

薤白──不為人知的心臟病、氣喘特效藥

薤白──即火蔥，為百合科，蔥屬的植物，和洋蔥、蔥、蒜同類。《本草綱目》陳述：「治療胸痺、刺痛等症狀、下氣、散鬱血……」《本草求真》也記述：「薤白能治下痢、散瘀血、止氣喘、消水腫、解胸痺刺痛……」對狹心症、氣喘也有療效。

現代醫學亦證實薤白、蔥所含的成份對狹心症、氣喘具有療效。《中醫大事典》陳述：「鬆弛胸部、治療胸痺，心痛時會擴散到背部之症狀……」根據這些診斷而產生的藥方有栝樓薤白白酒湯、栝樓薤白半夏湯、枳實薤白桂枝湯等等。

栝樓薤白白酒湯是將薤白和黃烏瓜用酒煮熟，《本草綱目》陳述：「治療胸痺心痛、氣喘、氣短、喉中燥癢、寸脈遲緩、關脈弦散等。」

蔥被稱為「辛溫解表藥」——味辛辣，有溫暖作用，使身體發汗，是治感冒之藥。

《本草綱目》則說：「治畏寒、發燒時不出汗、頭痛、顏面浮腫。」或「治遇冷即腹痛之症狀。」

用栝樓實一枚、薤白半斤，加白酒七升煮成二升，分二次服，可治胸痹胸痛，喘咳氣短，喉中燥癢。

蔥的效用：

‧發汗驅寒——用於感冒初期。

‧健胃——促消化液分泌。

‧袪痰——去除痰。

‧預防動脈硬化——散鬱血、改善血液循環。

蔥中提取的蔥素，治療心血管硬化有一定效果；烤肉與蔥白同食，能消除因肉烤得過分所產生的致癌物質。經常吃蔥的人，雖然脂多體肥，但膽固醇不高，且體質強健。

心臟病預防食物		
營養素	效　能	食　品　名
維他命B_1	維持心肌正常狀態	肝、菠菜、韭菜、胡蘿蔔
維他命B_5	促進中性脂肪代謝作用	花生、香菇、黑芝麻、黃豆
維他命C	防止動脈硬化	草莓、橘子、菠菜等綠色蔬菜
維他命E	促進血液循環、強化血管壁	黃豆、玉米、花生
維他命F	預防動脈硬化	芝麻、花生等植物油
維他命P	增強微血管的抵抗力	番茄、葡萄、茄子、菠菜
膽鹼	促進中性脂肪代謝	黃豆、牛奶、蛋黃、豬心、肝
鈣	調節心肌收縮	黃豆、黑芝麻、銀耳、韭菜、核桃
鎂	調節心肌活動作用	花生、黃豆、玉米
鉀	促進心肌活動力	大蒜、芹菜、花生、韭菜

12「狹心症」預防食物⑧

韭菜——含維他命B_1、B_5、鉀

韭菜又稱陽起草、懶人草。韭菜生命力強，易於栽培，四季均能生長。在零下四十℃以下的黑龍江省或海拔三千公尺以上的西域草原，鹽份土壤地帶均可繁殖。

韭菜的維他命A、B_1、B_2、B_5及礦物質鉀、鎂、鐵、鋅、硒等含量豐富，尤其維他命B_1具有維持心肌正常狀態的作用；維他命B_5可促進脂肪代謝；鉀可促進心肌活動，可說是抗心臟病食品。

此外，維他命B_1含量豐富的食物尚有黃豆、栗、黑芝麻、花生等。

韭菜所含的揮發性精油和硫化物，具有降低血脂的作用，經常食用韭菜，對高血脂和冠心病患者有益。

韭菜富含胡蘿蔔素，每一百克含七・九九毫克。胡蘿蔔素是一種強力抗

癌、抗感染、增強免疫力，有廣泛保護作用的抗氧化劑，經常食用，可降低心腦血管疾病。

韭菜含有揮發性精油和硫化物等成分，這是韭菜香氣的由來，具有興奮和殺菌功能。實驗證明，韭菜對葡萄球菌、傷寒桿菌、大腸桿菌、變形桿菌等有抑菌作用。還有益於高血脂、冠心病患者。

韭菜之藥效——

・治胸部麻痺。

・活血化瘀作用——促進血液循環，治療瘀血。對狹心症引起之疼痛也有效。

・抗菌作用——對腸內有殺菌作用，並可治腸炎。

・強精強壯作用。

韭菜和大蒜並稱「二大強精食物」，尤其韭菜子強精作用更強，對「腎虛」所引起的男性勃起不能、洩精等有療效。

元代名醫朱丹溪認為，加強肝腎機能對治療血液疾病有效。

《髮農本草經流》陳述——

「生韭菜可促進血行；熟食韭菜補中焦，益肝、散瘀滯。韭菜對血液凝滯之病可通暢其血流，屬血中行氣之藥。」

《本草綱目》陳述——

「歸心，安撫五臟六腑，除胃中煩熱，對病人有益，可以長期吃。根葉煮食，可以使肺氣充沛，補虛益陽，調和臟腑，令人能食，止腹中冷痛。……」

由於韭菜中含粗纖維較多，且較堅韌，不易被胃腸消化，所以一次食過多，胃腸潰瘍者也不宜。

13 「狹心症」預防食物⑨

茄子——維他命E、P、F的含量值得注意

茄子為茄科植物，又名矮瓜、落蘇，味甘，性涼。茄子一般為球形、橢圓形、圓柱形。有紫色、綠色和黃白色三種，茄子肉質軟嫩，與肉類、魚類均能

搭配出多種美味佳餚。

《本草綱目》陳述——

「散瘀血、止痛、消腫、寬腸。」

茄子的藥效首為散血止痛——能增加微血管的抵抗力，保護並防止微血管出血。故高血壓或動脈硬化的人可儘量攝取，因茄子含大量維他命P之故。

茄子的蛋白質、鈣含量也很多，有「維他命寶庫」之稱。

紫茄子品質優良，每百克含維生素P高達七十二毫克，可說蔬菜中首屈一指。維生素P能維持微血管的正常功能，降低微血管的滲透性及脆性，防止微血管破裂出血。

茄子中還含有葫蘆巴鹼及膽鹼，對降低血液中的膽固醇具有明顯效果。美國在「降膽固醇十二法」中，將茄子列入其中之一。

茄子所含的皂草甙、葫蘆巴鹼、小蘇鹼、膽鹼等成分，能降低血液中的膽固醇含量，常食具有預防冠心病的作用。

治腫疱可將茄子沾醋食用，或取經霜茄子燒炭存性，研末，每日空腹溫酒送服適量。具有鎮痛效果，對傷口糜爛、痔瘡出血也有效。

茄子乃屬「甘寒散血之良藥」，冷虛症的人不可食用過多。鄉間人常說：「不要讓媳婦在秋天吃茄子。」此話毫無虐待媳婦之意，而是說茄子對冷虛症的女性有害。維他命P含量較多的食物尚有番茄、高麗菜、菠菜、葡萄等。

現代醫學指出動脈硬化和維他命E、F的不足有極大的關係。維他命E可促進血液循環、防止膽固醇沉澱、強化血管壁；維他命F可降低血管中的膽固醇，預防動脈硬化。

維他命F在雞肉、麻油、花生油等植物油含量也很多。

14 藥膳

——預防動脈硬化、狹心症的「長壽粥」

粥——是中國人所喜歡的，宋代大詩人蘇東坡以喜食「花雞粥」而聞名。

當蘇東坡和門生討論文學詩詞至深夜時，即以「花雞粥」做宵夜。

「粥」和平日早餐所食用的「稀飯」有所不同，前者是將生米長時間熬煮，而後者是把米飯加水再煮。除作法差異之外，本質亦不同。

在我國春季時常食用蔬菜粥；夏季食用綠豆粥（解除悶熱）；秋季食用蓮根粥（有除煩解渴、健脾開胃的效能）；冬季食用羊肉粥（可補虛、補血、增強體力）。

「貧血症」的藥膳

關於「藥膳」在此我們再加以說明。

中國最早的醫學書籍《黃帝內經》曾介紹「血枯病」（貧血症）的「藥膳」；東漢（三世紀）名醫張仲景於其著作《傷寒論》，更明白舉出「血虛」或「氣血不足」時之藥膳處方（料理法）——「當歸生薑羊肉湯」；同時也說「藥物需借助食物的力量，食物可增加藥的效能」。

「藥膳」專門書籍出現於唐代，醫學家孟詵的《食療本草》收錄唐代以前的藥膳一三八種。孟詵為著有《備急千金要方》的唐代名醫孫思邈的弟子，孫思邈認為要預防老人病就必須使用「藥膳」。

「所謂飲食乃用來治病，使內臟機能順利正常，精神安定，氣力充實。」「藥物因具刺激性故不如用飲食來治療疾病，這對病人是最理想的方法，也是抗老延年的奇法。」

到宋代（九六〇～一二七九年）出現根據「藥膳」來治療老人病的專門書《養老奉親書》，這是世界最早的老人病專書。

「長壽粥」具有科學根據——

中醫學認為老年人對「粥」特別愛好是有道理的。

第一，老年人的身體各器官都已老化，胃腸的消化吸收能力降低。

第二，老年人有必要預防老年病和慢性病，「藥粥」最為合適，從預防高血壓、動脈硬化、狹心症、心肌梗塞到肩酸、食慾不振、白髮都有「藥膳」的食譜。如預防高血壓、動脈硬化、狹心症、心肌梗塞用玉米粥、菊花粥、大蒜粥……等；預防肩酸用栗粥，食慾不振用山藥粥，預防白髮用芝麻粥、核桃粥、蓮子粥等都極為有名。

第三，藥物對老年人的腸胃會造成很大的負擔。

下面將為各位介紹各類「長壽粥」的食譜。

15 「藥膳粥」

①菊花粥——預防動脈硬化、頭暈目眩、耳鳴

【材料】

黃菊花五個、米約一百公克、水約七百公克、砂糖少許。

【作法】

白粥通常分為「全粥」（米一杯，水五杯）、「七分粥」（米一杯，水七杯）、「三分粥」（米一杯，水十杯），而「中國粥」的做法和「七分粥」相近。

菊花粥的作法是首先將米用中火煮沸，再調成弱火慢慢熬煮，煮好後加入黃菊花、砂糖再煮一會兒即可。

【效能】

散風（除感冒）、降血壓、清肝炎（解除肝熱）。

【主治】

高血壓、動脈硬化、狹心症、心肌梗塞、肝火疼痛（肝熱引起之疼痛）、眩暈目暗、頭昏眼花（頭昏、貧血）。

【解說】

《神農本草經》陳述：「長期食用可保身體健康、淨化血液、體態輕盈、預防老化助長壽。」

菊花的成份包括芳香性揮發油、維他命A、B_1，胺基酸類、膽鹼，可增強微血管抵抗力，降低血壓，更適於肝熱引起的頭痛、頭暈、目眩、眼充血；也能治宿醉、膝關節症、紅腫腫疤。

我國有九百種以上的菊花，宋代的《菊譜》非常有名。

除菊花粥外，「菊花酒」、「菊花茶」也常為國人飲用。《大眾藥膳》陳述「菊花酒」治頭痛、目眩、耳鳴、手足抽搐有效。「菊花酒」靈活運用了菊花、生地黃、當歸、枸杞等有效成份，很受大眾歡迎。

② 芹菜粥——預防腦中風

【材料】

芹菜一百公克、米約一百公克、牛肉約五十公克（煮熟的）、水約七百公克。

【作法】

芹菜洗淨切碎，牛肉亦切碎。把米煮成「七分粥」狀時，再加入芹菜和牛肉。

【效能】

降壓降脂（降低血壓和膽固醇）、平肝清熱（調節肝機能、解熱）、止咳、健胃（提高胃機能）、利濕（去除濕邪）。

【主治】

肝火頭痛（焦慮、火氣大併發之顏面潮紅和頭痛）、眩暈目紅（頭暈、眼充血）、反胃嘔吐、消渴（糖尿病引起之口渴）。

【解說】

芹菜有兩種，生於沼澤地帶的叫水芹，生於旱地的叫旱芹。水芹性涼，味甘。有清熱利水功效。

芹菜為芹科植物，含蛋白質、脂肪、維他命等。根據現代藥理研究報告，芹菜的抽出物具有降低血壓、膽固醇的作用。

按《神農本草經》之說為：「止血、強精、預防婦女貧血、助元氣，消瘦症者使用可增加體重。」

以現代營養學分析，芹葉含維他命P、鈣和鉀。

又據《生草草藥性各要》一書指出，芹菜「補血、除風、去濕」。《本草堆陳》也陳述「對肝陽之頭痛、顏面潮紅、眼充血、頭重腳輕、行走不穩有效。」

意即對血壓過高的人有效，民間常用於高血壓引起的頭暈目眩，尤其是老作人常食芹菜粥可預防高血壓、動脈硬化，並補助治療神經衰弱。

③ 玉米粥

【材料】

玉米粉一五〇公克、山藥約一百公克、水約七百公克。

【作法】

山藥蒸熟後剝皮切成丁狀；將玉米粉同開水攪勻放入鍋中煮沸後，再用小火煮成粥狀，最後加入山藥煮即可。

【效能】

益肺寧心（增強肺機能，穩定心情）、調中開門（調整胃腸機能、促進食慾）、利水消腫（治腫疱）。

【主治】

高血壓、動脈硬化、狹心症、心肌梗塞、體質虛弱、慢性胃炎、尿道炎、膀胱炎。

【解說】

玉米又名苞米、玉蜀黍，味甘，性平。為禾科植物，含蛋白質、不飽和脂肪酸、澱粉、鈣、磷、鎂、鐵、維他命B_1、B_2、B_6及H（生長素）、菸鹼酸、泛酸、葫蘿蔔素等。其中，不飽和脂肪酸能抑制膽固醇；鎂可抑制癌細胞形成和增殖；菸鹼酸、泛酸可消除腦細胞中的阿摩尼亞，預防老年痴呆症，經常食用玉米粥可預防狹心症、心肌梗塞。

④薤白粥——可改善胸部壓迫感、不安感

【材料】

火蔥（薤白）三十～六十公克、蔥（白色部份）二根、水約七百公克、米約一百公克。

【作法】

將火蔥和蔥洗淨用少量的油炒過，再加進「七分粥」。

【效能】

寬胸止痛（解除胸部壓迫感及疼痛）、行氣止痢（解除腹部膨脹感，止下痢）。

【主治】

狹心症、心肌梗塞、腸炎、慢性下痢。

【解說】

薤白（火蔥）為百合科植物，具有理氣（使體氣暢通）、寬胸、通陽（去除冷虛感使身體暖和）、散結（解除氣滯）等效能。

以現代醫學分析而言，火蔥最重要為含有維他命B_5和鉀。維他命B_5可促進脂肪代謝，鉀可促進心肌活動。

⑤銀耳（白木耳）粥——美國醫學界極重視其藥用價值

【材料】

銀耳（用乾燥白木耳較好）約六公克、米約一百公克、水約一千二百公克、冰糖少許。

【作法】

將銀耳泡於水中使其膨脹。粥的作法是先以大火煮沸，放入銀耳後改為小火熬數小時即可。煮時要注意用筷子攪拌避免燒焦，待米已呈現粥狀時再加入冰糖。

【效能】

益氣和血（補「氣」「血」）、補腦強心（強化大腦和心臟機能）、補虛強壯、寧心安靜（消除不安感）、滋陰生津（補充體液）、潤肺養胃。

【主治】

高血壓、動脈硬化、痰中帶血、虛勞咳嗽、體質虛弱、陰虛口渴（體力消耗引起的口渴）。

【解說】

銀耳為白木耳科的蕈類，採下後製成乾燥狀，常稱白木耳。含大量蛋白質、醣類、脂肪、鈣、磷、鐵、胡蘿蔔素、維他命B_1、B_2、菸鹼酸、卵磷脂酶等，在藥用和食用蕈類中最具「藥用價值」，被認為可與人參、鹿茸媲美。特別是銀耳所含的植物性膠質中的有機磷，對肌肉疲勞的恢復特別有效。老年人在日常生活中若能常食用，可增強免疫機能。因此，銀耳粥又稱「不老長壽」粥。

銀耳同時也具有某種抗癌作用。

和銀耳（白木耳）同屬白木耳科蕈類的木耳（也是製成乾燥狀），亦可做成木耳粥，作法同銀耳粥。

依據《隨息居飲食譜》陳述，木耳可補「氣」，助「血」流更通暢。木耳的血液凝固抑制作用很受美國醫學界重視，其有效成份並可助治療心臟病（狹心症、心肌梗塞）。

⑥仙人粥——歷代皇帝所吃的「不老長壽」粥

【材料】

何首烏約三十～六十公克、米約一百公克、大棗三～五個、水七百公克，黑砂糖少許。

【作法】

將何首烏煎熟取F其汁液，連同米和大棗煮成粥狀時，加入黑砂糖再煮沸一次。

【效能】

補血氣、益肝腎。

【主治】

高血脂症（膽固醇增加）、冠狀動脈粥樣硬化性心臟病（狹心症、心肌梗塞）、血虛、頭昏、耳鳴、神經衰弱、肝腎虧損，髮鬚早白、大便乾結（排便時呈顆粒狀如兔糞）。

【解說】

何首烏為蓼科植物的塊狀根。所謂仙人粥也就是何首烏粥，自古以來即認為何首烏有延年益壽的作用，長期食用能成仙。

在『本草綱目』記載——「止心痛、養血益肝、固精益腎、強健筋骨、使毛髮變黑」。

中國自古以來為達到不老長壽目的所製成的藥，如「延年益壽不老丹」、「七寶美髯丹」、「萃仙丹」、「首烏延壽丹」等，大多均以何首烏為主要成份。

宋代醫學書《開寶本草》記載「何首烏可加強氣血，使毛髮變黑、臉色紅潤，長期食用可增強造血機能，預防老化」。

實際上，歷代呈獻給皇帝的「不老長壽」、「強壯長壽」藥，即是以何首烏為主要成份。將何首烏做分析可發現含大量卵磷脂酶，對肝、腎機能均有強化作用。

⑦豬心粥——為何中國人常吃豬心？

【材料】

豬心一個、米約一百公克、水約七百公克、蘿蔔約一百公克，油、鹽少許。

【作法】

將豬心和蘿蔔洗淨切丁炒好，連同洗好的米加水煮成粥狀即可。

【效能】

定驚補心（補「心」，抑制膽顫心驚）。

【主治】

虛悸氣逆（抑制心悸）、心氣虛弱、盜汗失眠、驚邪憂恚（擔憂、除怒氣）。

【解說】

豬心性平，味甘、鹼。具有養心補血，安神定驚的作用。

《本草綱目》指其「能穩定心悸」；豬心對腦的運血、肺的咳嗽與氣喘、肝臟貧血、髓質虛弱、母乳不足有療效。豬心含大量維他命B_1、鉀，可見豬心粥對心臟病預防確有科學根據。

中國的「藥膳」也常出現豬心，如「玉竹心子」（玉竹為百合科植物，和豬心一起燉）、「參歸燉豬心」（黨參、當歸是中藥）。

⑧菠菜粥——對高血壓、胸部有不安感具療效

【材料】

菠菜二五〇公克、米約一百公克，水約七百公克，鹽少許。

【作法】

將菠菜洗淨切成約每等份三公分長，再將米煮成粥狀放入菠菜、鹽煮開二～三次。

【效能】

養血止血、斂陰潤燥、通利腸胃（調整胃腸機能）。

【主治】

高血壓引起的頭痛、目眩、夜盲症、衄血、便血（鼻血、血便）、糖尿病消渴、慢性便秘、痔。

【解說】

菠菜又叫菠棱菜、波斯菜、鸚鵡菜，是綠葉蔬菜中的佼佼者，被譽為「蔬

菜之王」。味甘、性涼。

菠菜為藜科植物，有養血、止血滋陰潤燥，通利腸胃等功效。《本草綱目》陳述「使血液循環通暢，消除胸部壓迫感和腹部膨脹感、調整胃腸、抑制口渴」；《陸川本草》也指出「可以造血、使血流暢通、去除瘀血、治療敗血症」。

⑨大蒜粥——其藥理作用在英國、西德備受重視

【材料】

紫大蒜二個、米約一百公克、水約七百公克，砂糖少許。

【作法】

大蒜去皮，米洗淨放入鍋中，再加進水和大蒜煮沸後轉為小火煮至粥狀，最後放進砂糖。

【效能】

降壓、殺菌消炎、止咳祛痰、止痢。

【主治】

高血壓、動脈硬化、肺結核、急性腸炎。

【解說】

大蒜又叫胡蒜，獨頭蒜。味辛，性溫。大蒜是效力最大的植物抗生素之一，有「地裏生長的青黴素」之稱。

大蒜為百合科植物，藥用歷史極久，對行滯氣（去除「氣」滯）、暖胃腸、強壯、強精、降壓、利尿、止血、消炎、抗菌、止咳、祛痰等皆有療效。被西德醫界認為有降血壓的作用；英國則認為可溶解於血，並證實有預防血栓的作用，而受到極高評價。

⑩ 山藥粥——名醫李時珍所推薦的預防老化食品

【材料】

山藥（山藥）一百公克、米約一百公克，水約七百公克、砂糖少許。

【作法】

山藥（山藥）洗淨蒸過後去皮切丁，將米煮成粥狀時，加入山藥再煮沸二～三次。

【效能】

・滋腎益精（強化腎機能、強精）、健脾補肺、固腸止瀉。

【主治】

・補虛、益氣力、脾胃虛弱、消渴（糖尿病）。

【解說】

山藥又名薯蕷、土薯，味甘，性平。山藥含有豐富的營養物質，是物美價廉的佳品，補而不膩，香而不燥，歷代醫家盛贊為「理虛之要藥」。所含的黏液蛋白能預防心血管系統的過早硬化。

山藥（山芋）含蛋白質、脂肪、碳水化合物、維他命C、鈣、磷、碘、胺基酸、澱粉酶、膽鹼等。因此，對體質虛弱、中老年人——意即肺、脾、腎機能衰弱的人非常有效。

《本草綱目》亦記載名醫李時珍對山藥可強化腎機能，治胃腸虛弱的陳述。《神農本草經》強調「強健虛弱體質、增強氣力，長期食用對耳、眼有益」。

⑪山楂子粥——具擴張血管、降血壓、強心作用

【材料】

山楂子片十個、米約一百公克，水約七百公克，砂糖少許。

【作法】

米洗淨放入鍋中煮成粥狀，再加入山楂子片攪拌至溶解。

【效能】

活血化瘀、收斂止痢、開胃消食（增進食慾、幫助消化）、化滯消積（解除胃的嘔吐感）。

【主治】

腦中風、狹心症、心肌梗塞、食積腹脹（因食物阻滯造成的腹脹和消化不

良）、脾虛久瀉（胃腸虛弱者之慢性下痢症）、傷食腹痛（食物中毒引起的腹痛）。

【解說】

山楂子為薔薇科植物山查的果實，含極豐富的蛋白質、脂肪、碳水化合物、維他命C、胡蘿蔔素、鈣，以其具極之藥用價值而聞名。

除了能散瘀、止血、防暑、止瀉痢之外，還有擴張血管、增加冠狀動脈血流量、降低血壓、強心等作用，可預防腦部、心臟、循環器官的疾病。

它還有收縮子宮作用，及明顯的抑制各型痢疾桿菌、綠膿桿菌、大腸桿菌的作用，與其他藥物配合，可用於治療動脈硬化症、高血壓、冠心病等心血管疾病。

⑫胡蘿蔔粥——現代醫學證實能降血壓、降血糖值

【材料】

胡蘿蔔一百公克，香菜約六公克、米約一百公克，水約七百公克，鹽。

【作法】

將胡蘿蔔洗淨切成細絲，和米一同煮至粥狀，再放入切碎的香菜和鹽少許。

【效能】

補脾健胃（提高胃腸機能）、寬中下氣（去除腹部膨脹感）、潤腎命、壯元陽（潤「腎」、強「氣」）。

【主治】

高血壓、糖尿病、食慾不振、消化不良、皮膚、角膜乾燥。

【解說】

胡蘿蔔又名紅蘿蔔、黃蘿蔔，味甘，性平。有健脾化滯，潤燥明目，降壓強心，抗炎、抗過敏等功效。胡蘿蔔為繖形科植物，含維他命A、B_1、B_2及多量的糖分、鈣、磷、鉀、胡蘿蔔素。尤其胡蘿蔔素較菠菜多一．五倍；較萵苣多二倍；較花椰菜多九倍。

胡蘿蔔素對中老年人眼睛的老化，呼吸器官疾病有效，又可促進新陳代謝。《醫村篡要》認為「可強化腎機能」，《日用本草》陳述「可驅除藏於胃中之邪氣」；名醫李時珍也認為能「保護五臟安定，特別能利胸腸胃」。

現代醫學已證實胡蘿蔔能降血壓、血糖值，對高血壓、糖尿病有療效。

⑬桃仁粥──對預防狹心症，強化心臟機能很重要

【材料】

桃仁約五十克、米約一百公克，水約七百公克，砂糖少許。

【作法】

桃仁去皮置於研鉢邊加水邊研磨，再將桃仁汁放入鍋中和米煮成粥狀，最後加入砂糖。

【效能】

祛瘀血、止咳嗽、通潤大便、止心腹痛。

【主治】

冷氣心痛（預防狹心症、心肌梗塞）、胸滿氣喘（解除胸部脹痛、呼吸困

難）、半身不遂、血氣不通（使「氣」「血」更通暢）。

【解說】

桃仁為薔薇科植物桃的種子。味甘酸，性溫。《養老奉親書》記載，可用於狹心症等心臟病治療。

桃子也是一種很好的水果，可活血化瘀，預防狹心症、心肌梗塞，使血管內膽固醇值下降，還可增加人體對鐵的吸收，對皮膚代謝有促進作用。

⑭花生粥——無人知道有降血壓，減低膽固醇的作用

【材料】

花生五十公克、糯米約一百公克，大棗五十公克、水約七百公克，冰糖。

【作法】

將花生泡水一夜。隔天和大棗、糯米一同煮至粥狀再放入冰糖。

【效能】

補氣、健脾開胃、潤肺祛痰、清利咽喉。

【主治】

營養不良、咳嗽痰喘、脾胃失調。

【解說】

花生又名落花生，因具有養生延年作用，民間俗稱長生果。味甘，性平。除可降低高血壓病的膽固醇值外，還能潤肺、健胃、通乳、養血止血、潤肺止咳等功效。特別是虛證的人配合山藥，或冬季會乾咳加上百合根有療效。

花生衣具有抗纖維蛋白溶解、增加血小板含量，改善其功能，加強毛細血管的收縮機能、改善凝血因子缺陷等作用，並含有少量纖維素，且有良好止血作用，並能加速血腫消退。

⑮ 番茄粥——可預防動脈硬化，強化微血管的抵抗力

【材料】

番茄約二五〇公克、米約一百公克，水約七五〇公克，砂糖少許。

【作法】

番茄去皮切丁後，和米一同煮至粥狀再放糖。

【效能】

生津止渴、健胃消食（助食物消化）。

【主治】

高血壓、心臟病、肝炎。

【解說】

番茄為茄科植物，味甘，酸，性微寒。含豐富維他命A、C。有分解脂肪、消化、利尿作用，還能清熱解毒（解除炎症）、涼血平肝（使肝機能正常），對腎臟病患者有療效。

很少人知道番茄還含有多量的維他命E、P。維他命E可預防動脈硬化，強化血管壁；維他命P則能增加微血管的抵抗力；所含的黃酮類等物質有顯著止血、降壓、利尿和緩下的作用。

近年來發現番茄含有一種抗癌、抗衰老的物質——谷胱甘肽，使體內某些細胞推遲衰老，及使癌症率下降。

含多量維他命E的食物尚有黃豆、甘薯、玉蜀黍、花生；維他命P則有葡萄、高麗菜等。

16 對心臟疾病有益的膳食

① 綠豆蘿蔔灌大藕

【材料】

綠豆二百克，胡蘿蔔一二五克，大藕四節，白糖適量。

【作法】

①綠豆洗淨，浸泡三十分鐘，濾乾。

②胡蘿蔔洗淨，切碎，搗泥。用適量白糖與上二物調勻，待用。

③藕洗淨後，以刀切開靠近藕節的一端，切下的部分留做蓋，將綠豆蘿蔔

泥塞滿藕洞內。再將切下部分蓋在原處，用竹籤插牢，上鍋隔水蒸熟，當點心食用。

【效能】

降低血脂，促進腎上腺素合成。

②蔥薤二白粥

【材料】

薤白十五克，蔥白二莖，麵粉一五〇克。

【作法】

薤白、蔥白洗淨切碎，與麵粉用冷水和勻後，調入沸水中煮熟。

【效能】

行氣祛瘀，寬胸止痛。

③芹菜蘋果汁

【材料】

芹菜三百克，蘋果四百克，胡椒、鹽適量。

【作法】

①選莖色深綠的芹菜切段，蘋果切塊，一同放入果汁機內，隨個人喜愛的濃淡加水，過濾。

②加鹽、胡椒適量調味。

【效能】

涼血止血，利尿降壓。

④芹菜棗仁湯

【材料】

鮮芹菜九十克，酸棗仁十克。

【作法】

將芹菜帶根葉洗淨，切段，同酸棗仁一起放入鍋中，加適量的水共煮湯，即成。

【效能】

養心安神，平肝清熱。

⑤綠豆粥

【材料】

綠豆適量，粳米一百克。

【作法】

綠豆洗淨後，以溫水浸泡二小時，再與粳米入砂鍋內，加水一千毫升，煮至綠豆爛，粳米開，湯稠。

【效能】

解暑止渴，清熱解毒，消腫，降脂。

⑥ 雙葉茶

【材料】

荷葉、山楂葉各適量。

【作法】

以水煎或開水沖浸。代茶隨意飲。

【效能】

健脾，利水，清熱。

⑦ 冬菇筍湯

【材料】

冬菇三十公克，冬筍六十克，料酒、食鹽、味精、花椒、澱粉、香油、生薑、肉湯各適量。

【作法】

①冬菇洗淨泡好，冬筍洗淨，入小鍋內汆透切片備用。

②在鍋內放入肉湯、料酒、味精、食鹽、花椒、薑片，用武火燒開後，取出薑片，放入冬菇、冬筍，繼續開鍋後，改用文火煨五分鐘，用澱粉芶芡，出鍋後淋上香油。

【效能】

補中益氣，生津止渴，息風定眩。

⑧豬肉炒山楂

【材料】

無皮豬肉七五〇克，山楂二五〇克，植物油、白糖、鮮薑、蔥、料酒、花椒適量。

【作法】

①將山楂放入鍋內，加水二千毫升煎煮。

②另將豬肉煮至七成熟撈出待涼，切成一寸長條塊待用。將醬油、料酒、薑、蔥、花椒混合成汁，把長條肉塊放入汁中浸漬，一小時後撈出瀝乾。

③在炒鍋內放適量植物油，用文火燒熱，放肉條炒至肉色微黃時，用漏勺撈出，瀝去油；然後將煮鍋內的山楂放入油鍋內翻炒，再將肉條放入同炒；加白糖，用文火收乾湯汁即起鍋。

【效能】

益氣活血化瘀。調治血脂、血壓高的冠心病患者。

⑨鯉魚山楂湯

【材料】

鯉魚一條，山楂片二十五克，雞蛋一個，麵粉一五〇克，蔥段、薑片少許，料酒，鹽、白糖適量。

【作法】

①鯉魚去鱗、鰓、內臟，洗淨切塊，加入料酒、鹽、漬十五分鐘。將麵

粉、白糖放入清水中，打入雞蛋，攪勻成糊。

②將魚塊下入糊中浸透，取出後粘上乾麵粉，放入爆過薑片的溫鍋中翻炸三分鐘撈起。

③山楂片加少量水，上火熔化，加入調料及生麵粉糊少量，製成黃汁水。倒入炸好的魚塊，煮十五分鐘，撒上蔥段、味精。

【效能】

開胃利水。可調治食慾不振及高血脂症的冠心病患者。

⑩紫菜肉片豆腐湯

【材料】

紫菜十五克，豬腿肉三十克，嫩豆腐二百克，鹽，料酒，澱粉芡，蔥適量。

【作法】

①將紫菜撕成小片，先放入湯碗內。將豬肉洗淨，切薄片，加細鹽、料

酒、澱粉芡拌勻。

②嫩豆腐切厚片，在湯鍋內放一大碗水，先下豆腐加適量的鹽，用中火燒沸湯後，將肉片分散倒入湯內。再開五分鐘，放入蔥，立即端起湯鍋，倒入已放好紫菜的湯碗內，用筷子略拌一下即可。

【效能】

清熱潤肺，降壓化痰，軟堅消癭。

⑪ 決明子粥

【材料】

決明子十五克，菊花十克，粳米六十克，冰糖少許。

【作法】

①先將決明子放入鍋內，炒至微有香氣，取出，晾涼，與菊花一起下鍋煎煮，去渣，取藥液約一千毫升。

②用藥液煮粳米，粥熟時加冰糖，再煮一～二沸，即可食用。

【效能】

適宜動脈硬化、冠心病、高血壓、高血脂等症。

⑫ 決明子燒茄子

【材料】

決明子三十克，茄子五百克，豆油二五〇克，蒜片、蔥、食用油少許。

【作法】

①將決明子搗碎加水適量，煎三十分鐘左右，去渣後濃縮汁至兩茶匙待用。

②茄子洗淨切成斜片，把豆油放入鐵鍋燒熱，再將茄子放入油鍋內炸至兩面焦黃，撈出控油。

③另將鐵鍋內餘油留下三克，再放在火上，用蒜片熗鍋後，把炸好的茄子入鍋，即可把蔥、薑和用決明子汁調勻，倒入鍋內翻炒一會即出鍋。

【效能】

清肝降逆，潤腸通便。

⑬銀葉紅棗綠豆湯

【材料】

新鮮銀杏葉五十克，紅棗十枚，綠豆五十克，冰糖適量。

【作法】

①綠豆淘洗乾淨，銀杏葉洗淨切碎，紅棗用溫水浸泡片刻，洗淨備用。

②將切碎的銀杏葉放入沙鍋內，加水二大碗，小火燒開二十分鐘，撈棄樹葉，加入紅棗、綠豆、冰糖一匙，繼續煮約一小時，至綠豆熟爛即可。

【效能】

益氣養血，降壓解暑。

⑭ 菊楂決明飲

【材料】

菊花三克，生山楂十五克，決明子十五克。

【作法】

以上三味放入保溫杯中，以沸水沖泡，蓋緊後浸半小時飲用。

【效能】

疏風解毒，消食，降壓，清肝。

⑮ 豬肉炒洋蔥

【材料】

瘦豬肉五十克，洋蔥一五〇克，醬油、味精少許，食油、鹽適量。

【作法】

將食油少許倒入鍋內燒至八成熟，放入豬肉翻炒，然後洋蔥下鍋，與豬肉同炒片刻，倒入醬油、鹽、味精再炒。

【效能】

預防動脈粥樣硬化。

⑯ 龍眼薑棗湯

【材料】

龍眼肉十五粒，生薑五片，紅棗十五枚。

【作法】

①選用肉厚，質細軟油潤，色棕黃、半透明，味道甜的龍眼肉洗淨。

②鮮生薑洗淨，刮去外皮，切片；紅棗洗淨備用。

③把龍眼肉、生薑片和紅棗一起放入鍋內，加水兩碗，煎湯一小碗即可。

【效能】

補氣養血。

⑰ 川芎茯苓當歸粥

【材料】

川芎十克、茯苓十五克、當歸十五克、粳米一百克、薏米六十克、蜂蜜。

【作法】

①將川芎、茯苓、當歸加水煮二十分鐘，去渣後加適量清水煮沸。

②放入粳米、薏米，用文火煮成粥，出鍋後加入適量蜂蜜即可。

【效能】

活血行氣，散風止痛。

⑱ 枇杷枸杞銀耳湯

【材料】

枇杷葉、枸杞子各二十克，銀耳三十克，蜂蜜適量。

【作法】

①銀耳浸水泡發。

②將枇杷葉煮二十分鐘，去渣後加入枸杞子和泡發好的銀耳，用文火煮一小時，出鍋後加適量蜂蜜。

【效能】

化痰降氣、補腎益精、清肺和胃。

⑲ 牡蠣海帶豆腐湯

【材料】

牡蠣肉三十克、海帶一百克、豆腐二百克、蔥、薑、鹽、料酒、香油。

【作法】

海帶洗淨切絲，豆腐切成塊，加入牡蠣肉、蔥、薑、鹽、料酒，煮一小時後出鍋淋上香油即可食用。

【效能】
養心安神、軟堅化痰、滋陰養血。

⑳韭菜胡蘿蔔生薑汁

【材料】
韭菜二百克、胡蘿蔔一五〇克，生薑十五克。

【作法】
將韭菜、胡蘿蔔、生薑切碎榨汁，分三次飲用。可加入適量的蜂蜜。

【效能】
補腎助陽、健脾消食、溫中行氣。

㉑山楂草莓奇異果汁

【材料】
山楂五十克、草莓一百克、奇異果三百克。

【作法】
山楂去核，奇異果去皮，再與草莓洗淨後榨汁，分三次飲用。
【效能】
和胃降逆、消食化滯、清熱止渴。

㉒燕麥小米紅棗粥

【材料】
燕麥片五十克、小米一百克、紅棗十五枚。
【作法】
小米、紅棗洗淨，加入燕麥片煮一小時即可食用。亦可加適量蜂蜜或紅糖。
【效能】
滋陰補腎、益脾和胃。

㉓杜仲黃芪薏米粥

【材料】

杜仲十五克、黃芪二十克、薏米一百克、小米五十克、紅棗十枚。

【作法】

①先將杜仲和黃芪裝入布袋內，紮緊口，放入鍋內，加水煮三十分鐘後去掉布袋。

②加入薏米、小米、紅棗，再加適量水，用文火煮至粥熟。

【效能】

補肝益腎、益脾和胃、強筋壯骨。

㉔番茄西瓜柳丁汁

【材料】

番茄一五〇克、西瓜二百克、柳丁一百克。

【作法】西瓜去子，把番茄和柳丁洗淨，柳丁不去皮，將三種水果共放在果汁機裡榨汁，分三次飲用。

【效能】行氣化瘀、健胃消食、清熱解毒。

㉕海參香菇綠菜花湯

【材料】水發海參一百克、香菇三十克、綠菜花一五〇克，水、鹽、薑、蔥、蒜、料酒、香油適量。

【作法】

①海參切塊，香菇切絲，綠菜花洗淨掰開，放入鍋內。

②加水、鹽、薑、蔥、蒜、料酒，燉一小時，出鍋後加適量的香油。

【效能】滋陰補血、補脾益氣、補腎益精。

第五章　能挽救生命的重要經穴

1 經穴療法可增強對疾病的抵抗力

中醫學和現代醫學有很多差異，尤以「經絡、經穴療法」問題最為重要。

中醫學的治療方法除中藥外，另有針灸、指壓、按摩、氣功等，以「經絡、經穴療法」最具抗病力。除治療人體內臟異常之外，對調節內臟機能也有很好的療效。

針灸、指壓、按摩均以經穴為中心進行。

中醫學指出「氣」「血」連接內臟和體表的流通，在此經絡上的反應點即是經穴。

如果內臟機能失調，「氣」「血」循環紊亂便會反應在體表（皮膚），經穴也會出現異常。反之，如果刺激經穴，可促進「氣」「血」循環，提高內臟機能。

「經絡・經穴療法」若以現代醫學解釋如下。

(一)、促進血行作用。
(二)、增強抗病力作用——證實可增加白血球數目。
(三)、抗炎作用——防止炎症擴大。
(四)、副腎機能活化作用。
(五)、自主神經調節作用。

2 突發症狀時要用力按壓的經穴

(1) 五臟六腑

經絡可分正經十二經和奇經二經，兩者合計十四經，這些經絡由體表連接五臟六腑。

中醫學所說的五臟六腑不單指臟器，包含更廣泛的範圍。具體說法如下——

✖五臟

・心——除心臟原本具有的機能外，和思考、記憶、大腦皮質功能也有密切關係。還有心包保護心臟，心包即現代醫學所指的心肌、心膜和心動脈群等。

・肝——除原本具有的機能外，和自主神經系統也有密切關係。

・脾——包括胰臟。和消化食物、防止血液自血管滲出（出血）有關。

・肺——除呼吸作用外，與水分代謝亦有關。

・腎——除原機能外，尚與人類的成長和老化、生殖、生命活動的維持以及貯「精」有關。

✖六腑

・胃——接受食物和水分。

・小腸——消化吸收，分辨清濁。

・大腸——傳送糟粕。

・膀胱——貯藏尿液並排泄之。

・三焦——輸送水分和營養、排泄廢物。

・膽——貯藏膽汁。

✖正經十二經

肺經、大腸經、胃經、脾經、心經、小腸、膀胱經、腎經、心包經、三焦經、膽經、肝經。

✖奇經二經

任脈、督脈。

(2)慢性病治療法

經穴有三百六十五處，一般說來背中的俞穴（肺俞、心包俞、心俞、肝俞、膽俞、脾俞、胃俞、三焦俞、腎俞、大腸俞、小腸俞、膀胱俞（「俞」為治「癒」之意），是各臟腑慢性疾病的治療法。

此外，胸腹部的募穴（中府）於發病初期會產生發熱、頭痛、壓痛。若刺激募穴可促進「氣」「血」循環，是快速的治療法。

一般人雖了解經穴的重要性，卻易忽略體表的麻痺、冷、火氣上升、發生褐斑或發紅，這些兆候是內臟機能低下或異常的警示。

在家中可施行的經穴療法有施灸和指壓。

施灸分為直接灸（皮膚會留下灼傷痕跡）與間接灸（皮膚不會留下痕跡），有些疾病使用直接灸可立即見效，但是，高血壓、糖尿病卻必須使用間接灸。

尤其高血壓會因熱灸的關係使血壓驟升；糖尿病人因皮膚易受感染而不宜使用直接灸刺激，以免傷及皮膚。

目前多使用「棒灸」，即是把灸製成直徑一公分，長三十公分的圓柱體。用法是將「棒灸」靠近經穴約七秒鐘，先閉氣再吐氣……如此反覆七次。

「指壓」，則不論使用手指或原子筆鈍側均可。其要領是以適當力量壓迫經穴七秒鐘，先閉氣再吐氣，如此反覆七次。施灸和指壓是很簡易的治療法，並能於短期間獲得意外的效果。

3「緊急對策」

(1) 內關——緩和胸部不安感和手腕疼痛的重要經穴

內關是心包經（手厥陰心包經）的重要經穴之一，位置在手腕關節內面與手掌交接處三指距離（參照一四八頁）的正中心點。內關作用有——

・寧心安神（平息心肌亢進，使心情安定）。
・理氣鎮痛（改善氣滯，緩和疼痛）。

這兩種作用可改善冠狀動脈血流，在狹心症、心肌梗塞發作時有效。

心包經是保護心臟的經絡，若心臟機能衰弱時會心悸、顏面潮紅、目黃、手臂疼痛、手掌發紅……，此時可用力指壓內關。

內關並可和心包經的郄門，心經（手少陰心經）的神門合併使用。內關對脾胃不和（嗯心嘔吐）、頭痛、手指麻痺……等有療效。

心包經有幾種對心血管疾病有效的經穴；如天池穴治胸部苦悶、天泉穴治心痛、曲澤穴治煩躁、大陵穴治心痛、心悸，中衝穴（中指指尖位置）治中風、煩悶感。

(2) 郄門——突發症狀時不可忘記的緊急經穴

郄門穴也是心包經（手厥陰心包經）重要經穴之一，較內關更接近手肘方向，位置正好是內面手腕與手肘間的正中心點（參照一四八頁圖）。其作用有

- 清心寧神（解除鬱悶，使心情平靜）。
- 理氣寬胸（緩和胸部疼痛）。

這兩種作用在狹心症、心肌梗塞發作時有效。

而內臟的緊急發作症狀和急性疼痛治療，以「俞」穴為最有名的經穴。因此，急性胃痛使用胃經的梁丘穴（膝上方兩吋位置），婦女經痛使用腎經的水泉穴（內腳踝後下方）。

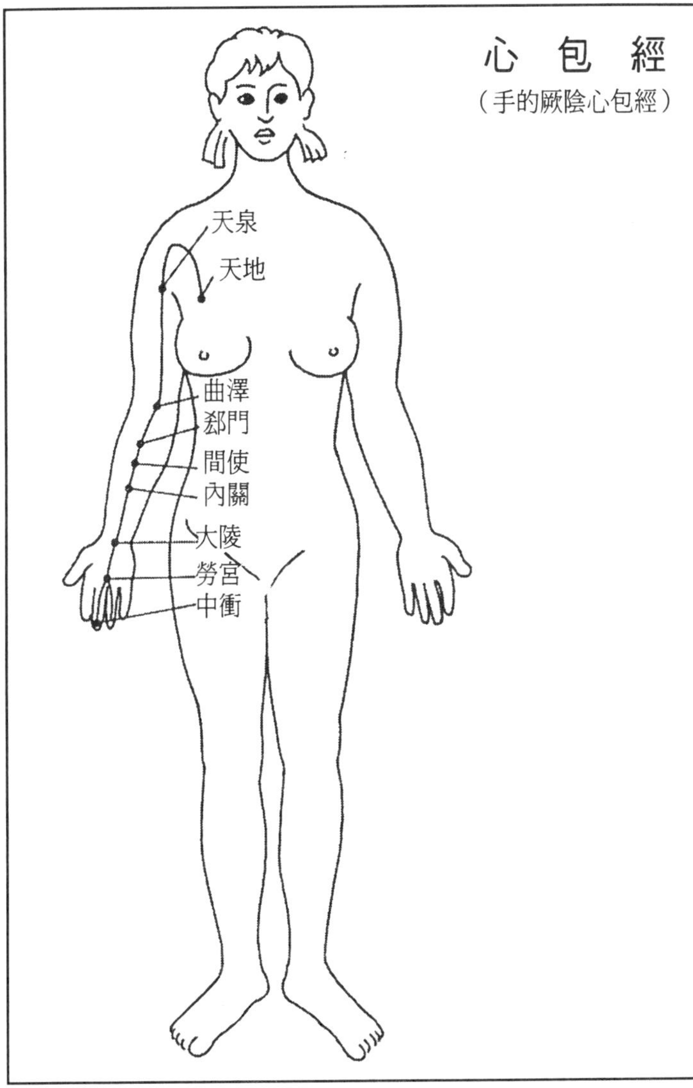
心包經
（手的厥陰心包經）
天泉
天地
曲澤
郄門
間使
內關
大陵
勞宮
中衝

心包經由胸部開始通過橫隔膜，連絡上焦、中焦、下焦等三焦，再到右腋下方，經手肘通過內側前臂中央部份，最後止於手掌的第三指。

郄門對心悸、狹心症、心肌梗塞有效之外，也可治療躁鬱症、乳腺炎。

內　　關

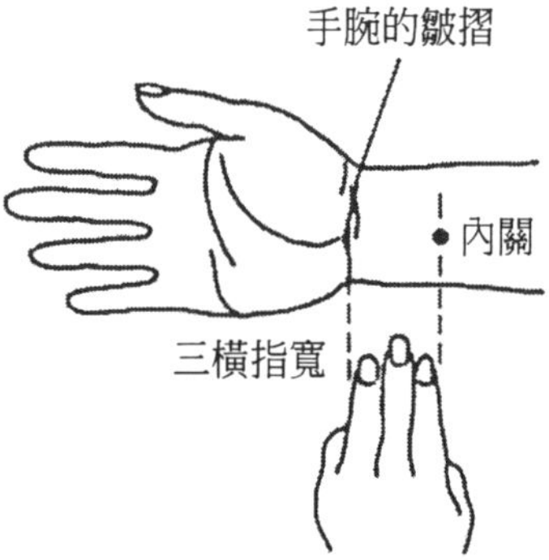

郄　　門

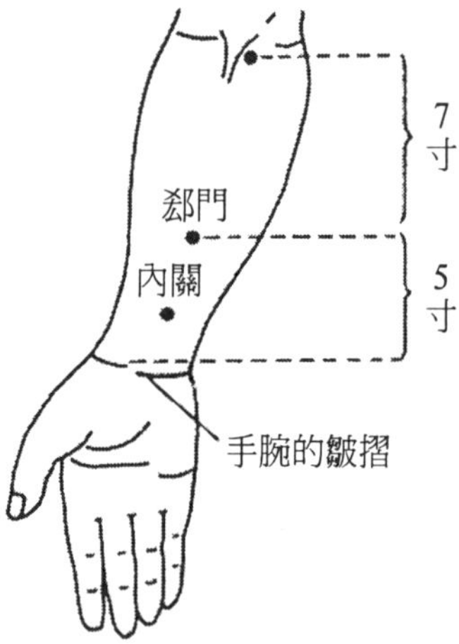

(3)神門、陰郄——消除狹心症的心悸、胸部苦悶的經穴

神門為心經（手少陰心經）的「原穴」，當「心」的臟器異常時會反映在神門。神門位於尺骨側（手掌小指側）的豆狀骨上方，指壓時會凹下。

心經（手少陰心經）的路徑是由「心」延伸至心臟周圍的血管組織，再下行至橫隔膜與小腸聯絡，此為本經。心經的分枝起始於「心」延伸喉部兩側連接眼睛；另一條由「心」開始通過肺、腋下及內側上臂延伸至小指指甲邊緣。

神門對心臟異常時的症狀如眼睛疲勞充血、喉乾、食慾不振、手麻、手掌發紅有療效。如果狹心症的心悸、胸部苦悶突然發作時要用力指壓神門和膻中穴（參照一五九頁）。

心經還有一個重要經穴陰郄。陰郄的位置和神門並列（參照一五一圖）。如前述「郄」是對緊急發作時有效的意思。狹心症發作時可用力指壓陰郄。其作用有——

・寧心安神（平息心悸亢進，穩定心情）。

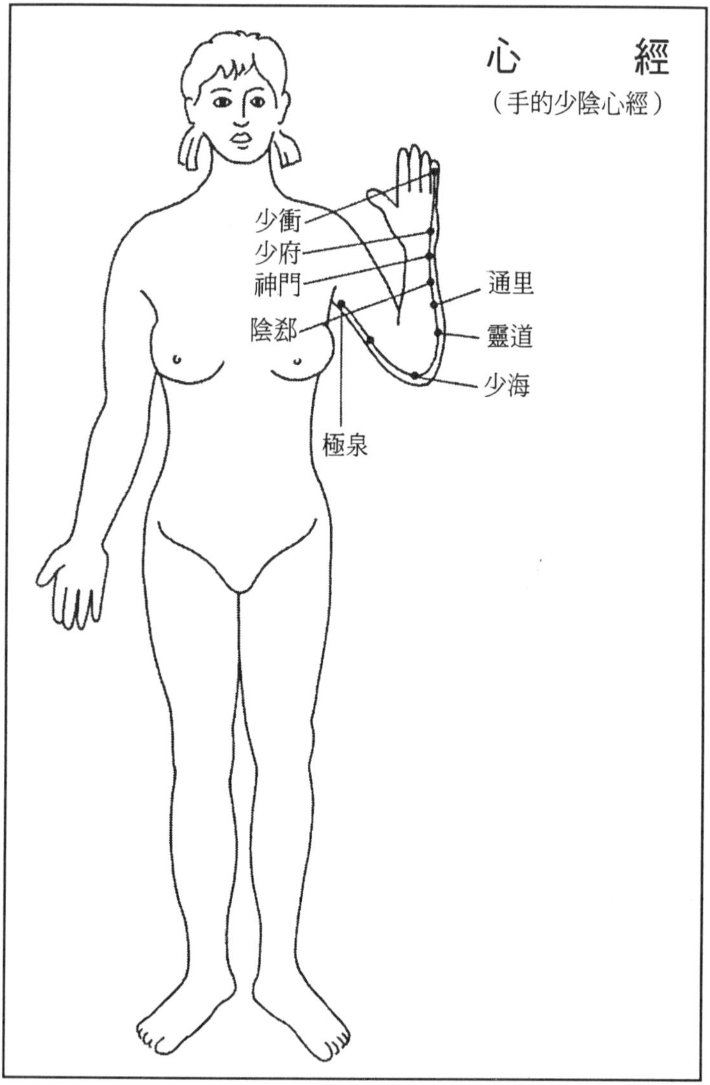
心　經
（手的少陰心經）
少衝
少府
神門
陰郄
通里
靈道
少海
極泉

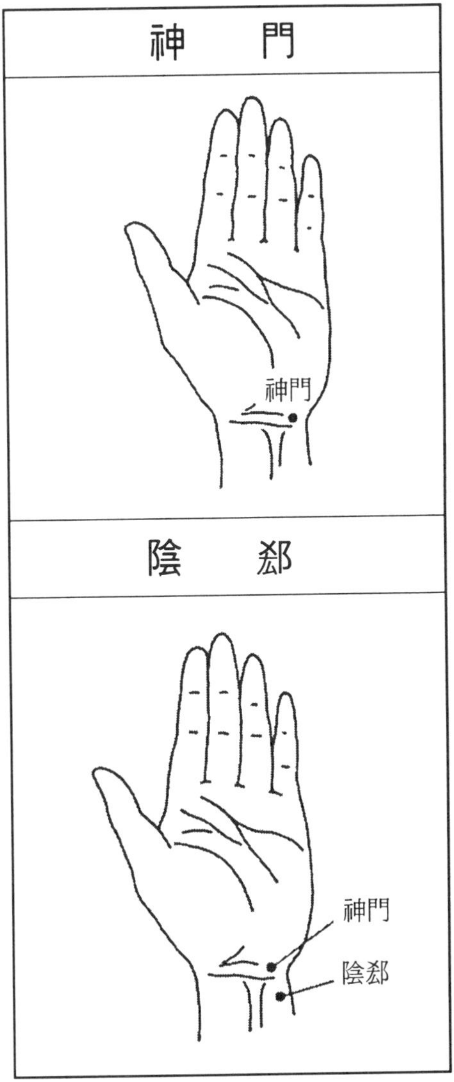

・養陰固表（補充陰液，增加體表抵抗力）。

(4) 心俞、肝俞——和神門、陰郄同時指壓的背部經穴

心俞屬膀胱經，膀胱經是由頭、肩、背部中央、腰到大腿後側延伸至腳部小趾的橫長經脈，與神經症狀有關。

俞穴和呼吸循環、消化吸收、泌尿排泄的症狀有很密切的關係。俞穴是「邪氣注入點」的意思。換言之，自然界的一切邪氣（病氣）都經由俞穴侵入體內傷害臟器。

現代醫學解釋俞穴為收集五臟六腑之「氣」，而來調節機能的地方，可呈現治療疾病的效果。

心俞是心臟極重要的「俞穴」，位於第五胸椎棘突下方，也就是左右脊椎二横指處。其作用有——

•寧心安神。

•理血調氣（改善「氣」的停滯）。

當狹心症發作時，此心俞部份會痛，同時在左手內側和小指側的神門、陰郄（參照一五一頁圖）附近也會痛，另外尚有膻中、巨闕，此時要緩慢而稍用力的指壓。

肝俞為膀胱經的另一重要「俞穴」。位置在第九胸椎外側下二横指處。肝俞和心俞均與心臟關係密切，特別還有肝臟，具有調節「氣滯」的作用。「氣滯」為狹心症、心肌梗塞的誘因。

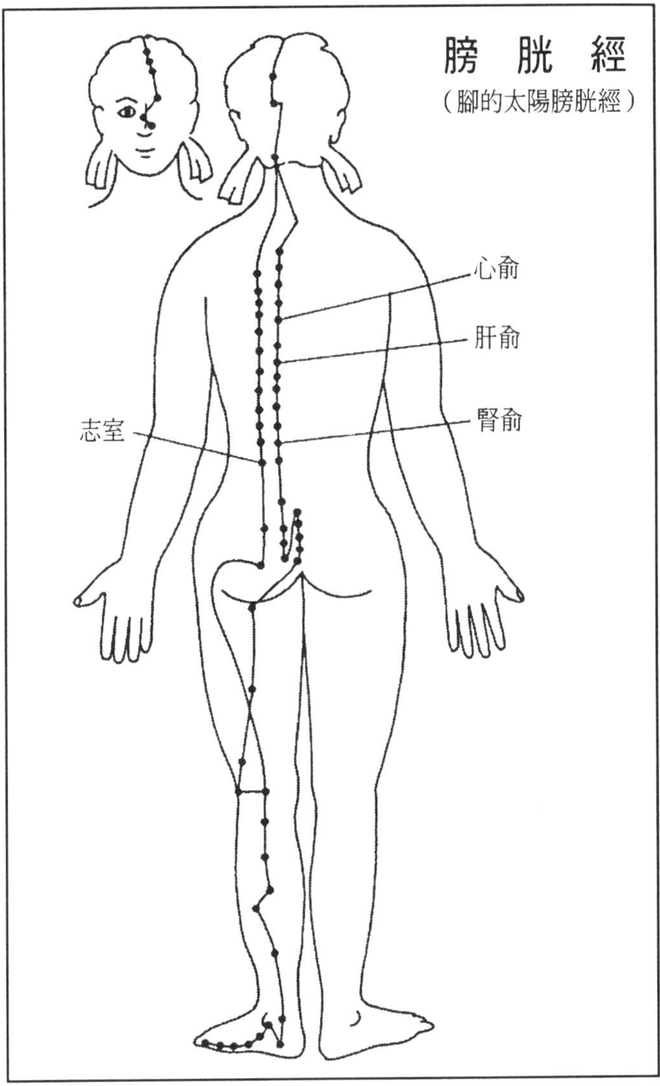

心　　俞

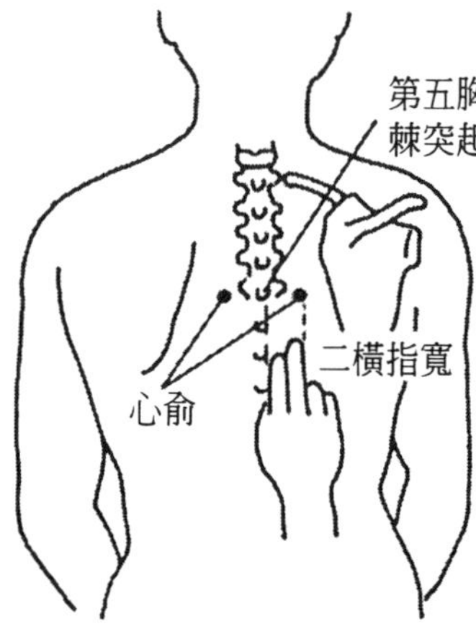

肝　　俞

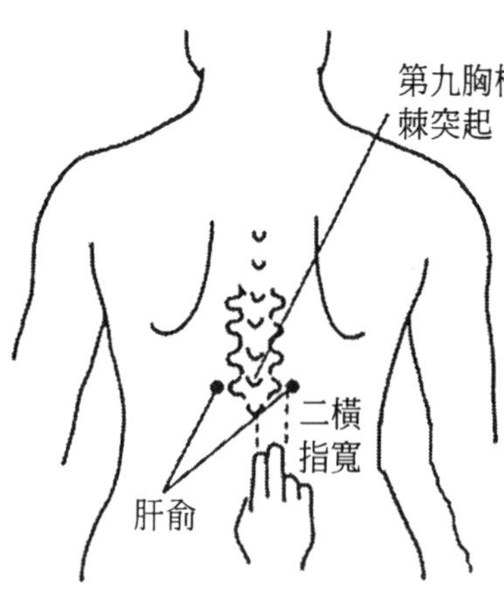

(5) 人中——能「起死回生」的急救秘穴

經絡有正經十二經和奇經二經。前面主要是陳述奇經二經，它是由人類前後兩面頭至臀部做為流向，可調節循環器官。

首先來看督脈，督脈由頭至背部中央到達臀部，是「監督背部、支持背部」的經絡，和頭部、循環器、消化器、性器的病症有密切關係。

任脈則是從顏面、胸，通過腹部中央部份到恥骨，表示「監督身體前面狀況」的經絡，尤其和女性妊娠有很深的關係。

人中穴（別名水溝）屬於督脈，被視為「起死回生」的急救經穴。其作用有——

- 回陽救逆（挽救瀕死病人）。
- 鎮痛寧神（消除疼痛、抑制焦慮）。

當腦中風昏迷、人事不省、中暑之時，用手指用力指壓人中或用指甲用力刺激，也可使用針灸。

狹心症、心肌梗塞可併用內關。

人中

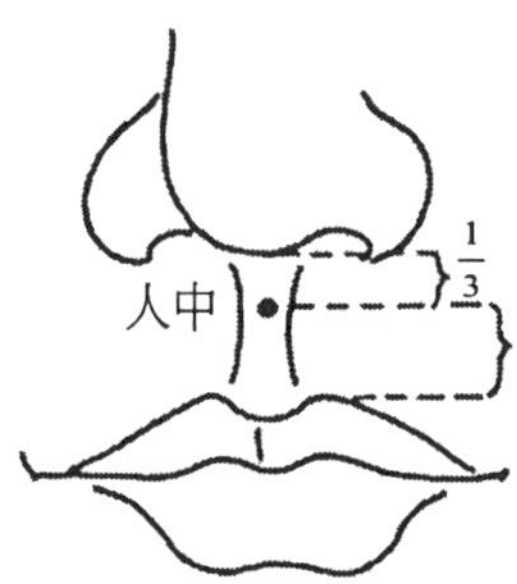

少府

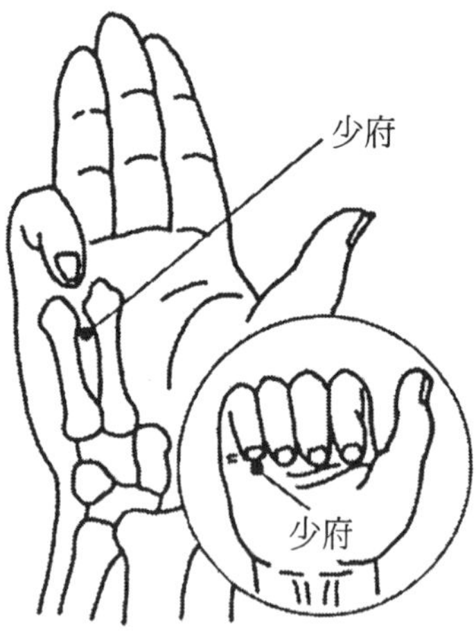

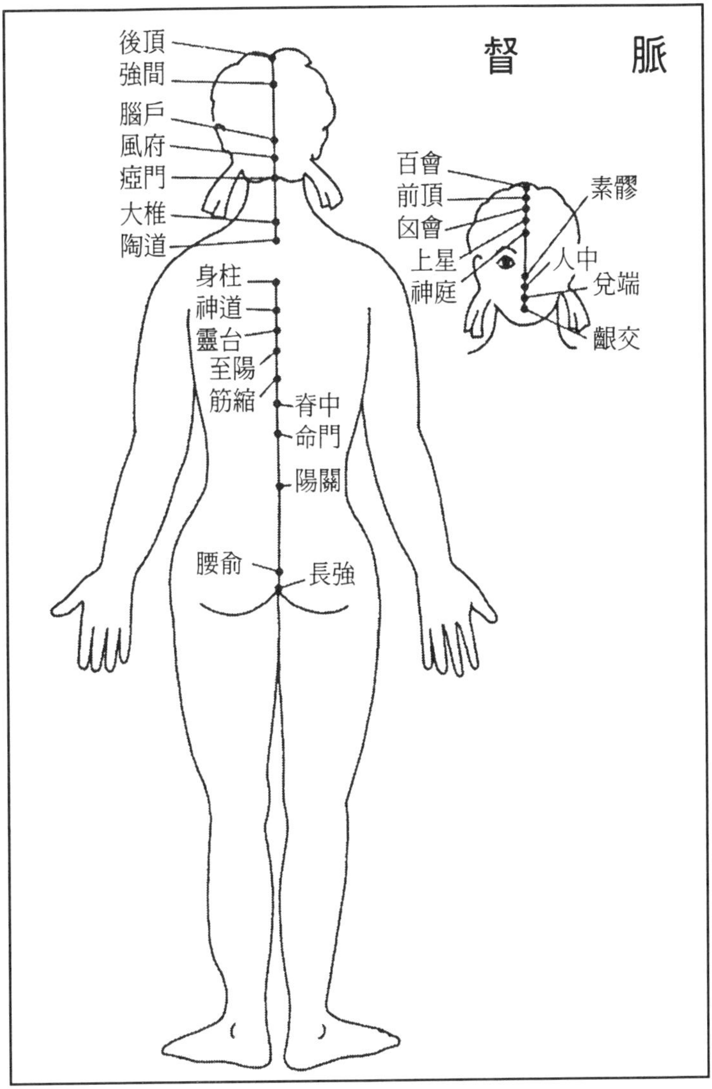
督　脈
後頂
強間
腦戶
風府
瘂門
大椎
陶道
身柱
神道
靈台
至陽
筋縮
脊中
命門
陽關
腰俞
長強
百會
前頂
囟會
上星
神庭
素髎
人中
兌端
齦交

(6) 膻中、巨闕——在兩乳中央附近的經穴

任脈包括膻中和巨闕兩個重要經穴。

膻中位置在胸骨中央和兩乳頭連線正中點，其作用有——

・調氣降逆（使心情平靜）。

・寬胸理氣（使胸部舒坦）。

・胸痺心痛（解除心、胸疼痛）。

狹心症發作時如心悸、呼吸困難有效。

如果疼痛部位在第四胸椎棘突下方或左腕小指，且不確定是否因狹心症所引起時，切勿用力指壓膻中。

膻中穴和背部的俞穴不同，俞穴屬陽，膻中為陰且距心臟較近，故較可使症狀顯現。

中醫學認為「陰陽經絡、氣相交貫、臟腑腹背、氣相通應——難經」。

膻中因和「心」內外相對，故有「心」的宮城之稱。可治乳腺炎，乳汁分

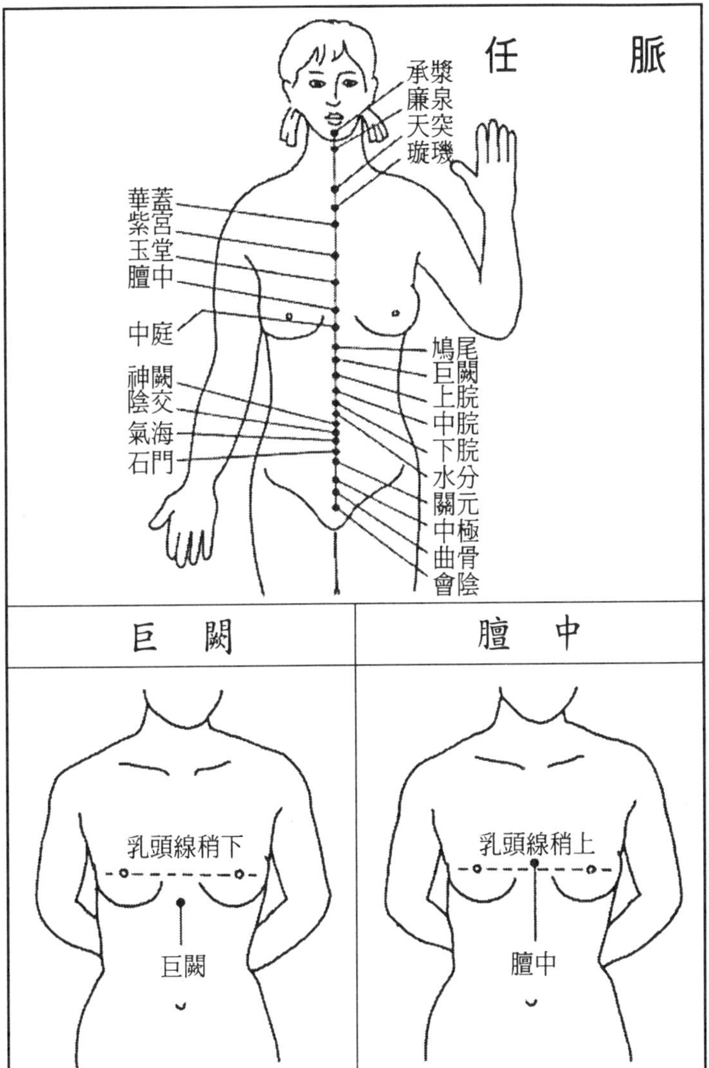
任　　脈
承漿
廉泉
天突
璇璣
華蓋
紫宮
玉堂
膻中
中庭
鳩尾
巨闕
上脘
中脘
下脘
水分
神闕
陰交
氣海
石門
關元
中極
曲骨
會陰
巨　闕
膻　中
乳頭線稍下
巨闕
乳頭線稍上
膻中

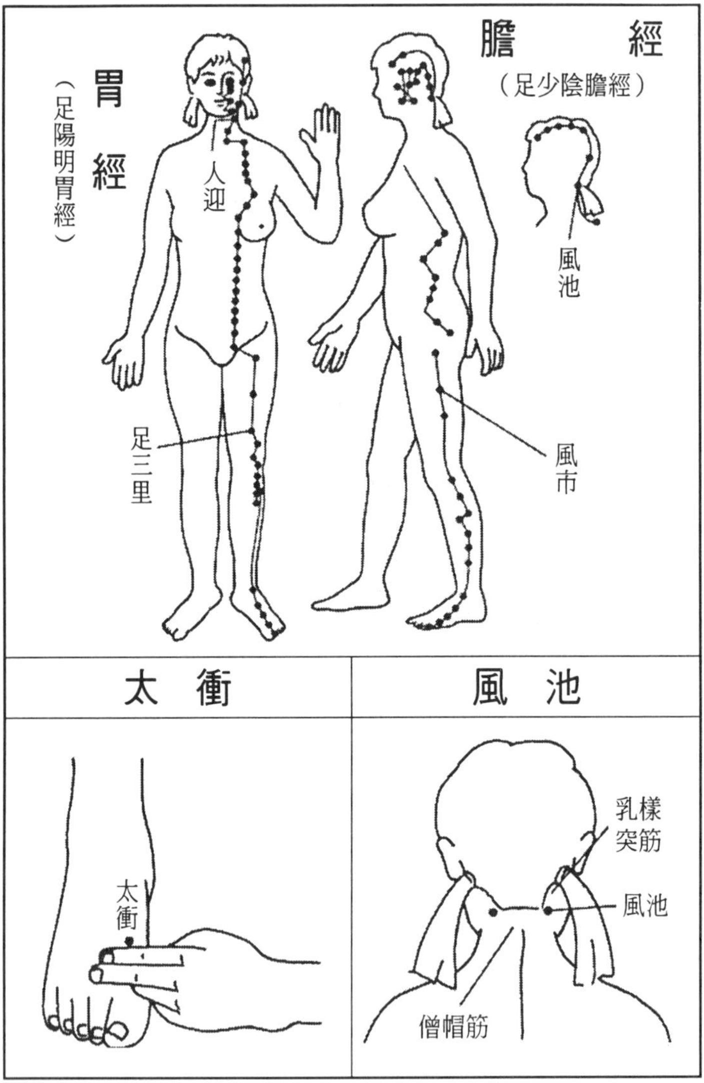
胃經
（足陽明胃經）
人迎
足三里
膽經
（足少陰膽經）
風池
風市
太衝
風池
太衝
乳樣突筋
風池
僧帽筋

泌不足（女性）、支氣管炎、氣喘。

任脈另一重要經穴巨闕，其作用有——

・寧心安神。

・寬胸化痰。

巨闕位胃在心窩處，高血壓、心跳急促使用有療效。

(7) 腎俞、足三里——對「腎虛」證有效的基本經穴

腎俞為膀胱經（足太陽膀胱經）的「俞穴」，可調節「氣」，改善腎虛症狀。「腎」即現代醫學所指的腎臟，但中醫學的解釋較為廣泛，包括腎、副腎以及甫出生即具備的生命力隱藏處。

腎俞位第二腰椎外側，即左右各距二指處（參照一六二頁圖）。若輕壓腎俞時有疼痛感或硬結感，此乃疲勞過度、高血壓、精力減退、女性生理失調、腰痛、足冷……等症狀出現的兆候。

腎俞對高血壓、耳鳴、眩暈等症狀有效，若能與腎俞的經穴志室合併指

壓，效果更好。志室為腎俞的著名補助穴，有補腎健腰的作用，位於腎俞外側二橫指處。

足三里（鬼邪）——

另一對腎虛症狀有效的經穴為胃經的足三里（鬼邪），位於膝蓋下約十公分，脛骨外側處。自古以來稱為長壽穴，具強壯作用，並通經活絡，對虛證症狀有療效。具體而言，即是高血壓、眩暈、腦中風、糖尿病、急性或慢性胃炎、消化系統潰瘍等疾病的治療。

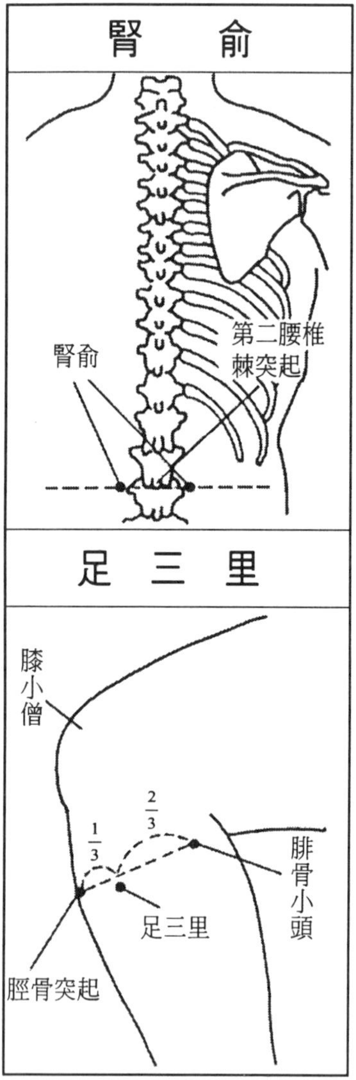

每日用半米粒大的艾草施灸五～十五次，溫灸十～三十分鐘，可達強壯體魄之目的。

常眩暈嚴重時要併用太衝穴（參照一六〇頁圖）用力指壓，太衝為肝經（足厥陰肝經）的俞穴，有通經活血作用。

(8) 風市．人迎——有腦中風兆候時應注意的經穴

中醫學認為腦中風的預防處置遠比治療更重要。並建議有腦中風兆候時，應在風市、足三里施灸。

風市為治療下肢運動麻痺、側身麻痺的要穴。位置在手臂直立下垂，中指尖碰觸點。

容易和風市混淆的為風池，風池主治眩暈、耳鳴、高血壓、側身麻痺；位置在頸部乳突肌上端凹陷處。「風」是滯積的意思；「市」是集合，「池」為凹陷處。

人迎位置在喉結外側，即頸動脈跳動處。是對眩暈、高血壓、顏面潮紅有

療效的著名經穴。其作用有——

・通脈（使心情舒爽）。

・降逆（恢復精力）。

・理氣（使心情舒爽）。

・清熱平喘（降低體熱）。

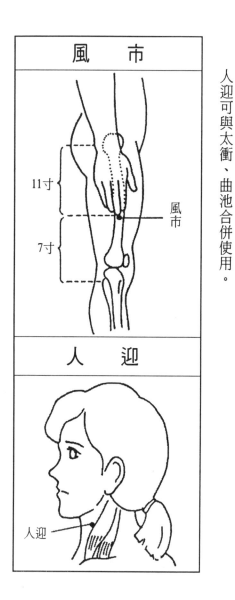

人迎可與太衝、曲池合併使用。

風市

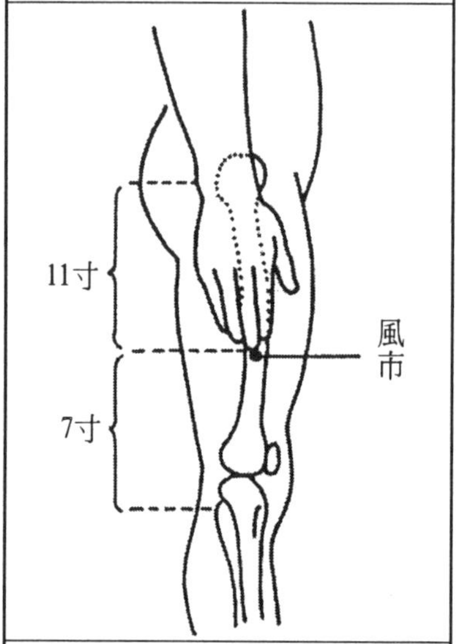

人迎

第六章
狹心症・心肌梗塞並不可怕

1 改善動脈硬化症的妙方

現代中醫學結合傳統中醫學和西方醫學的優點來治療疾病，其中之一為對狹心症、心肌梗塞等「冠心病」的治療。

中醫學形容冠心病為「胸痺」、「真心痛」、「厥心痛」，而「冠心二號方」即為中西醫學結合，以預防和治療為目地所開發的處方。

以西方醫學的病理研究引起狹心症、心肌梗塞的原因為冠狀動脈硬化、血栓、梗塞；配合中醫學治療法——「活血化瘀」。

「活血化瘀」的治療法，是去除血流的瘀血、停滯來改善血液循環障礙，此乃中醫學的獨特想法。換言之，是將營養心臟冠狀動脈的血流障礙去除，溶解血栓，預防血栓形成的療法。

「瘀血」是挫傷或跌打之後引起的腫痛現象，對熱感應增強；翌日於皮下組織會呈現清晰的藍紫色內出血，這種內出血就是中醫學所說的典型「瘀血」。「活血化瘀」療法，便是利用藥物溶解漏出血管外的血液成分，使其再由血管吸收回去；能促進血行，早日治癒內出血。

這種治療法亦可應用在冠狀動脈的血行障礙。

除上述疾病外，有「瘀血」狀態者還有——腦中風、腦血管障礙、慢性肝炎、慢性腎炎、腹腔內腫瘤（肝、脾腫、子宮肌瘤、卵巢腫瘤等）、生理不順、痔瘡……等，皆可使用中醫學的「活血化瘀」療法。

「瘀血」是現代西方醫學沒有的概念，另有一些中醫學陳述的自覺症狀可作為參考——

・頭痛　・肩酸　・火氣大、冷虛　・便秘、黑便　・臉色黝黑　・唇舌發紫　・生理痛　・無月經　・經血過少　・皮膚粗糙、失去光澤　・胸部苦悶、刺痛。

另外，較具專門性的說法有——

・舌質暗紅。

・舌尖或邊緣有瘀點、瘀斑。

・舌內部靜脈曲張呈暗紫色狀態。

・蜘蛛狀血管。

・腹部靜脈曲張

專家們對「瘀血」現象有如下報告：

「和瘀血症有關的疾病相當多，以腦血管障礙、心血管障礙、惡性腫瘤為首，尚有肝疾病、膠原病、免疫異常、神經精神疾病等。這些是現代醫學難以治療的疾病，也是現代人普遍罹患的。中醫學的活血化瘀法，為現代醫學提供新的觀念，也受到國際間廣泛的重視。」

有關「冠心二號方」用於抑制血栓形成作用實驗的臨床記錄為：腦血栓（患者一九〇人），有效率九〇％；腦梗塞（患者五十人）治癒三四％，無效四％，惡化六％。

另外，用於治療心肺、心絞痛治療參考如下——

・治療一年（患者一六四人）——有效率八九・六％。

・兩年（同組患者一二四人）——有效率八七・九％。

・三年（同組患者九八人）——九二・八%。
・四年（同組患者四九人）——九三・八%。
由此可知大致上療效良好。

2 「冠心二號方」之謎

「冠心二號方」由五種生藥構成，內容為丹參、紅花、赤芍藥、川芎、降香，以2：1：1：1：1的比率配合。

主藥為丹參，佐以紅花、赤芍藥、川芎三種活血藥，又加上理氣藥降香，引發藥效。

中醫學認為精神壓力反應結果，引起氣滯（機能停滯）而產生瘀血，因此要改善瘀血的活血藥配合理氣藥，可發揮良好的效果。理氣藥具止痛作用，對狹心症併發的胸痛有效。

這種「冠心二號方」不只為煎藥，還製成注射劑及錠劑，廣泛使用後其有效率約九〇％。

以下為「冠心二號方」各藥材分析——

(1) 丹參

・紫書科（Labiatac）丹參（Salviamiltiorhiz Bge）的根部曬乾使用。

・味苦、性微寒。

・**歸經**　心、心包經。

・**產地**　安徽、山西、河北、四川、江蘇、湖北、甘肅、遼寧、陝西、山東、浙江、河南各省。

・**藥理作用**　活血去瘀、涼血、養血安神。

・**適應**　狹心症、心肌梗塞、月經困難症、產後惡露停滯、神經衰弱、心悸、失眠、煩躁、不安等患者主訴症狀，以及慢性肝炎、肝硬化初期、血栓靜脈炎、高血壓。

用。

(2) 紅花

・菊科（Compositae）紅花（Carthamus Tinctorius）的花冠加以乾燥作用。

・味辛、微苦、性溫。

・**歸經**　心、肝經。

・**產地**　原產於埃及。主產於西班牙、印度、中國西北部（河南、浙江、四川）、日本。

・**成分**　紅色色素、黃色色素、黃樟素。

・**藥理作用**　破瘀活血、通經。

・**適應**　狹心痛、月經痛、無月經、跌打損傷、急性結膜炎、腮腺炎。

(3) 赤芍藥

・毛茛科（Ranunculaceae）芍藥（Paeonia, Lactiflorapall）的根部曬乾使

用。

·味苦、性微寒。

·**歸經** 肝經。

·**產地** 中國東北及北部（黑龍江、吉林、遼寧、內蒙古、新疆、河北、山西、陝西、甘肅、四川、貴州、雲南、安徽各省）。

·**成分** 精油、脂肪油、安息香酸、樹脂樣物質、丹寧。

·**藥理作用** 清熱涼血，活血去瘀。

·**適應** 狹心痛、無月經、生理痛、跌打損傷引起的內出血、疼痛，頭部外傷後遺症等。

(4) 川芎

·芹科（Umbelliferae）川芎（Ligusticum Wallichii Francr）的根、莖加以乾燥。

·味辛、性溫。

・**歸經**　肝、膽、心包經。

・**產地**　四川、貴州、雲南，日本北海道、奈良縣。

・**成分**　精油、生物鹼、苯酚性**成分**、內酯類、阿魏酸。

・**藥理作用**　活血行氣，祛風止痛。

・**適應**　感冒的頭痛、偏頭痛，自主神經失調伴隨的頭痛、產後頭痛、月經痛、經血過少、無月經、血液營養障礙、四肢體幹疼痛、麻痺等。

(5) 降香

・豆科（Leguminosae）降香壇（Dalbergia Odoriferat Chen）的根部曬乾使用。

・味辛、性溫。

・**歸經**　肝經、脾經。

・**產地**　廣東、海南島。

・**藥理作用**　理氣止痛、去瘀止血。

・**適應**　狹心症、跌打損傷。

「冠心二號方」雖然無副作用，但在以下情況時最好避免服用——

①出血性疾病（腦出血後的昏迷）。

②月經期間。

③孕婦。

此時若使用活血劑會增加出血，孕婦會導致流產。

短期間服用僅「冠心二號方」一帖即可，若持續一～二年，要再配合使用促進心臟機能，補充營養的生脈散（人參、麥門冬、五味子）和炙甘草湯（炙甘草、人參、阿膠、生薑、桂枝、麥門冬、麻子仁、生地黃、大棗）。

服用「冠心二號方」來改善冠狀動脈硬化的同時，對預防老化也是必要的。若合併使用具抗老作用的補腎藥，才可真正治療和預防冠心痛，這是擁有健康、快樂生活的秘訣。

3 現代狹心症的診斷與治療

(1) 診斷

經由心電圖就可以判定胸痛的起源在心臟。胸痛發作的心電圖會出現ＳＴ部分的下降特有的變化。

但是，胸痛持續時間最多五分鐘至十分鐘，因此，不見得醫院中出現發作現象，所以，沒有辦法在發作時取得心電圖。因而到醫院受診的患者可能必須接受運動負荷試驗，使發作再現，取得心電圖。

最近進行的運動負荷試驗，包括自行車測力計與踏步器試驗，踩踏板或利用爬樓梯的速度走在活動皮帶上的檢查。這個檢查法的優點是能夠以量的方式表示運動量，也就是說，不只能夠知道心電圖上的變化時期，而且知道在何種運動量上會出現變化，可用來診斷勞作性狹心症。

此外，安靜時狹心症的診斷可以利用攜帶式心電圖這種連續記錄二十四小時的心電圖，即使是早上的發作時期也能加以掌握。

進行這些狹心症的診斷之後，了解狹心症的原因，冠狀動脈狹窄的程度如何的診斷也非常重要。為了瞭解這一點，必須進行冠狀動脈造影。

所謂冠狀動脈造影，就是將心導管這種細管由手掌的動脈經由主動脈插入冠狀動脈，注入造影劑，映出冠狀動脈。如出現顯著的狹窄現象，就可以知道狹心症的原因了。

(2) 治療

狹心症的治療是使用硝酸劑、β遮斷劑、鈣拮抗劑等，能使冠狀動脈擴張，強力抑制交感神經的作用。發作時能迅速發揮作用的藥物是硝化甘油，含在舌下，一～二分鐘內胸痛就會消失。

使用這個藥劑仍然發作時，就要進行冠狀動脈造影，確認疾病部位與狹窄的程度。如果冠狀動脈的狹窄度達七十五％以上時，則必須進行冠狀動脈形成術（ＰＴＣＡ），就是讓氣球通過狹窄的部位，使氣球膨脹，擴張狹窄的血管。

這個方法的困難點是，必須利用分流手術迂迴狹窄的部分，使血液循環順暢。

4 現代心肌梗塞的診斷與治療

(1) 診斷

心肌梗塞的診斷是利用心電圖進行的。但是，無法顯示典型症狀時，可能無法進行心電圖檢查。此外，即使進行心電圖檢查，感到可疑或不明確的情況也可能會出現。心肌梗塞是死亡率極高的疾病，胸痛持續三十分鐘做心電圖無法斷定是心肌梗塞，但也不算正常時，就必須趕緊安排救護車。

除了心電圖之外，診斷心肌梗塞也可以利用血清酵素（ＧＯＴ、ＬＤＨ、

CRK）觀察這些酵素是否上升。這些酵素存在於細胞中，但是，一旦細胞壞死，導致細胞膜破裂時，會出現於血中，因此也可以當成診斷法。

心臟超音波檢查是利用超音波觀察心臟收縮減退的有無，藉此就能診斷心肌梗塞的部位。如果減退的程度較強或完全沒有收縮，或是收縮期時反而向外部膨脹，藉此就可以診斷。

此外，核醫學的方法是使用放射性同位元素進行診斷。注射鉈二〇一取得心肌閃爍圖，觀察會發現描出與心肌梗塞部位一致的缺損像。

(2) 治療

胸痛劇烈地發作而一直無法痊癒時，必須趕緊叫救護車。顏面蒼白、嘴唇發紫、冒冷汗時即是重症症狀。救護車可能在十幾分鐘內要趕到，但通常需要花費更多的時間才決定叫救護車。

心肌梗塞是死亡率極高的疾病，尤其是在疾病初期引發各種併發症的可能性很高，因此在CCU治療比較安全。

各醫院的ＣＣＵ設備不見得相同，大都是由幾張病床構成，而屬於各病床的映像管時常顯示出心電圖與血壓（動脈壓或肺動脈壓）。這些則集中於病房中央的監視裝置，所以可以監視數人的心電圖狀態。當出現異常心跳數或心律不整時，警報就會響起，就能記錄這個部分的心電圖。

此外，在ＣＣＵ也能充分進行心不全、休克、心律不整等併發症狀的監視。也就是能夠測量心拍出量、監視心律不整、連續監視動脈壓。

如果沒有特別的併發症，虛血性心臟疾病的患者用救護車送到醫院時，絕對要保持安靜，一定要努力去除胸痛，維持心臟的機能。為了除去狹心症所引起的胸痛，需投與硝化甘油舌下錠，對於心肌梗塞無效，因此，必須注射嗎啡等強力鎮痛藥。或是吸入氧，或為了維持心臟機能而以點滴的方式將各種藥物由靜脈注入體內。

心肌梗塞的治療，因從發病到診斷為止，到底經過多少時間的不同而異。如果在發病後三個小時以內，最慢六個小時以內時，可以進行冠狀動脈造影，調查造成心肌梗塞原因——冠狀動脈的閉塞部位之後，對於閉塞冠狀動脈的血栓進行血栓溶解療法，是最重要的治療法。

包括經皮冠狀動脈內血栓溶解療法（PTCR），另一個方法則是冠狀動脈造影或靜脈注射法等，前者的溶解率較高。用來溶解血栓的藥劑包括尿激酶、組織血纖維蛋白溶酶原賦活藥。

在發病初期能溶解使冠狀動脈閉塞的血栓，是緊急的溶解療法，但如果發病後過了很長的時間，就很難溶解。利用早期的治療，就能使閉塞部位的血流再開。

第七章　腦中風的危險兆候

1 「腦中風」三大兆候

「腦中風的死亡率非常高，尤其近年來患者增加，發病年齡以四十～六十歲佔大多數。這個年齡層的人對國家建設有豐富經驗，一旦病倒不但造成社會損失，對其家庭也是沉重負擔，因此，研究腦中風的預防遠比治療重要。」

現代醫學所說的「腦血管障礙」包括腦中風（腦溢血）、腦血栓、腦梗塞及蜘蛛膜下腔出血等。

切勿遺漏腦中風的三大前兆。《黃帝內經》描述腦中風為「擊仆偏枯」；「擊仆」是指突然昏倒，「偏枯」為半身不遂的意思。

元代名醫朱丹溪曾說「眩暈為腦中風兆候」；元代名醫羅天益則說「拇指、食指麻痺是三年內會發生腦中風的兆候……」；明代名醫張三錫指出「腦中風必定有兆候，中年人的拇指麻痺或知覺麻痺、手腳麻痺、肌肉痙攣，三年內必會發病。」

現代中醫學認為出現一般性的腦中風前兆仍可加以預防，例如：

(1)頭眩——頭暈、站不穩。

(2)目眩——眼前模糊或發黑，頭暈、目眩同時發生。

(3)麻痺——手和指甲部位。

《養生壽老集》指出：「……中風為突發性疾病，有時會出現前兆。例如，高血壓患者太陽穴部位的靜脈隆起即為中風前兆。中風的預防措施為腳部迴轉運動，其做法為站立伸直單腳的腳背，大腿關節外轉、內轉各二十次，另一腳重複同樣的動作，每天早晚要各做一次。」

2 名醫王清仁傳下的三十一項注意要點

(1) 從「頭暈」到「頸肌異常」

清代名醫王清仁於其著作《醫林改錯》陳述「腦中風三十一項兆候」，現列舉如下——

①偶發的眩暈。
②頭部突有沉重感。
③無故耳鳴（如風吼）。
④發生像蟬鳴般的耳鳴。
⑤下眼瞼痙攣。
⑥某邊眼睛逐漸變小而麻痺。
⑦眼睛無故直視一點，不靈活。
⑧視野不清楚，有障礙點。
⑨常感冷風灌入鼻內。
⑩上唇痙攣。
⑪上下牙關緊閉。
⑫睡時不停流口水。
⑬記憶力突然減退。

⑭常說囈語。
⑮無故喘氣。
⑯一隻手常發抖。
⑰雙手常發抖。
⑱無名指突然彎曲無法伸直。
⑲拇指會自已抽動。
⑳手肘、足部麻痺。
㉑肌肉痙攣。
㉒手腳發冷。
㉓雙膝發冷。
㉔腳踝無力。
㉕兩腳抽搐。
㉖兩腳站立不穩。
㉗胸部有壓迫感。

㉘呼吸窘迫。
㉙心悸。
㉚頭、頸僵硬。
㉛睡眠時身體沉重感。

(2) 注意「小中風」症候

中醫學將「腦血管障礙」分類如下：
①中經絡型（顏面神經麻痺和半身知覺障礙）。
②中臟腑型（突然暈倒、不省人事、半身不遂）。
③後遺症型。

若屬於一時性的發作，中醫學稱做「小中風」，西方醫學則稱「暫時性腦缺血發作」。

清代名醫王清仁在《醫林改錯》舉出，「前兆」性的症狀可能為「小中風」，這種患者通常在三年內有三十%會引起腦中風。

「小中風」可能發作數分鐘、數十分鐘或數小時，爾後恢復正常或連續發作數次，完全是因人而異。故要注意下列「小中風」的危險信號：

- 知覺障礙（半身的情形較多）。
- 顏面神經麻痺（臉部扭曲，皮膚、肌肉麻痺）。
- 言語障礙。

此時要服用活血化瘀藥。「小中風」發作，使用風市、足三里針灸法亦有效。

3 名藥「補陽還五湯」

患者若不幸留下中風後遺症——半身不遂、言語障礙怎麼辦呢？這些症狀多半是因「氣」虛、經絡瘀血、停滯而引起的，須使用「補陽還五湯」補「氣」去瘀。

「補陽還五湯」的處方，乃「冠心二號方」所含的赤芍藥、川芎、紅花，加上補氣藥黃耆、補血藥當歸、活血藥桃仁、息風鎮痛藥地龍。此藥常用於腦中風、腦血栓、頭部外傷所引起的半身不遂、言語障礙、顏面神經麻痺、膀胱直腸障礙的治療。

中醫學最近開發了合併內服的新療法——頭針療法，效果卓越。下列為「補陽還五湯」的構成生藥——

(1) 黃耆

- 豆科（Leguminosae）黃耆（Astragalus membranaceus Bge）的根部曬乾使用。
- 味甘、性微溫。
- **歸經**　脾、肺經。
- **產地**　四川、河北、山西、江西各省，東北亦有。
- **成分**　中性結晶物質、膽鹼、胺酸。
- **藥理作用**　補氣升陽、固表止汗、利水消腫、托裏排膿。

．**適應**　腦中風後遺症、內臟下垂、脫肛、末梢神經麻痺、急性慢性腎炎、慢性化膿症、糖尿病。

(2) 當歸

．芹科（Umbelliferae）當歸（Angelica Sinensis Diels）的根部曬乾使用。

．味甘、性溫。

．**歸經**　心、肝、脾經。

．**產地**　中國各地、韓國、日本奈良縣、北海道。

．**成分**　精油、子宮興奮性**成分**、蔗糖、維他命E。

．**藥理作用**　補血、行血、潤腸、調經。

．**適應**　生理不順、產前產後、跌打損傷、慢性化膿症、無月經、生理痛。

(3) 桃仁

・薔薇科（Rosaceae）桃（Prunus persica Batsch）的成熟種子中的桃仁曬乾使用。

・味苦、甘、性平順。

・**歸經** 心、肝、大腸經。

・**產地** 中國、日本、韓國。

・**成分** 扁桃玳、苦杏仁酶、脂肪油、維他命B_1。

・**藥理作用** 破而祛瘀、潤燥滑腸。

・**適應** 月經痛、無月經、跌打損傷、便秘。

(4) 地龍

・蚯蚓整條曬乾。常用參環毛蚓（Pheretina asiatica Michaese）通稱廣地龍。

・味鹹、性寒。
・**歸經**　胃、脾、肝、腎經。
・**成分**　胺酸。
・**藥理作用**　清熱、鎮驚、定喘。
・**適應**　高血壓、高熱、腦中風或跌打損傷引發的運動障礙、支氣管氣喘。

國家圖書館出版品預行編目資料

心臟病・腦中風預防與治療／崔　毅 主編
－初版－臺北市，大展，民98.12
面；21公分－（健康加油站；36）
ISBN 978-957-468-720-6（平裝）
1.心臟病　2.腦中風　3.中西醫整合　4.健康飲食
415.31　　98018593

心臟病・腦中風預防與治療　ISBN 978-957-468-720-6

主 編 者／崔　　毅
發 行 人／蔡 森 明
出 版 者／大展出版社有限公司
社　　址／台北市北投區（石牌）致遠一路2段12巷1號
電　　話／(02) 28236031・28236033・28233123
傳　　真／(02) 28272069
郵政劃撥／01669551
網　　址／www.dah-jaan.com.tw
E-mail／service@dah-jaan.com.tw
登 記 證／局版臺業字第2171號
承 印 者／傳興印刷有限公司
裝　　訂／建鑫裝訂有限公司
排 版 者／千兵企業有限公司
初版1刷／2009年（民98年）12月

定　價／180元

大展好書　好書大展
品嘗好書　冠群可期

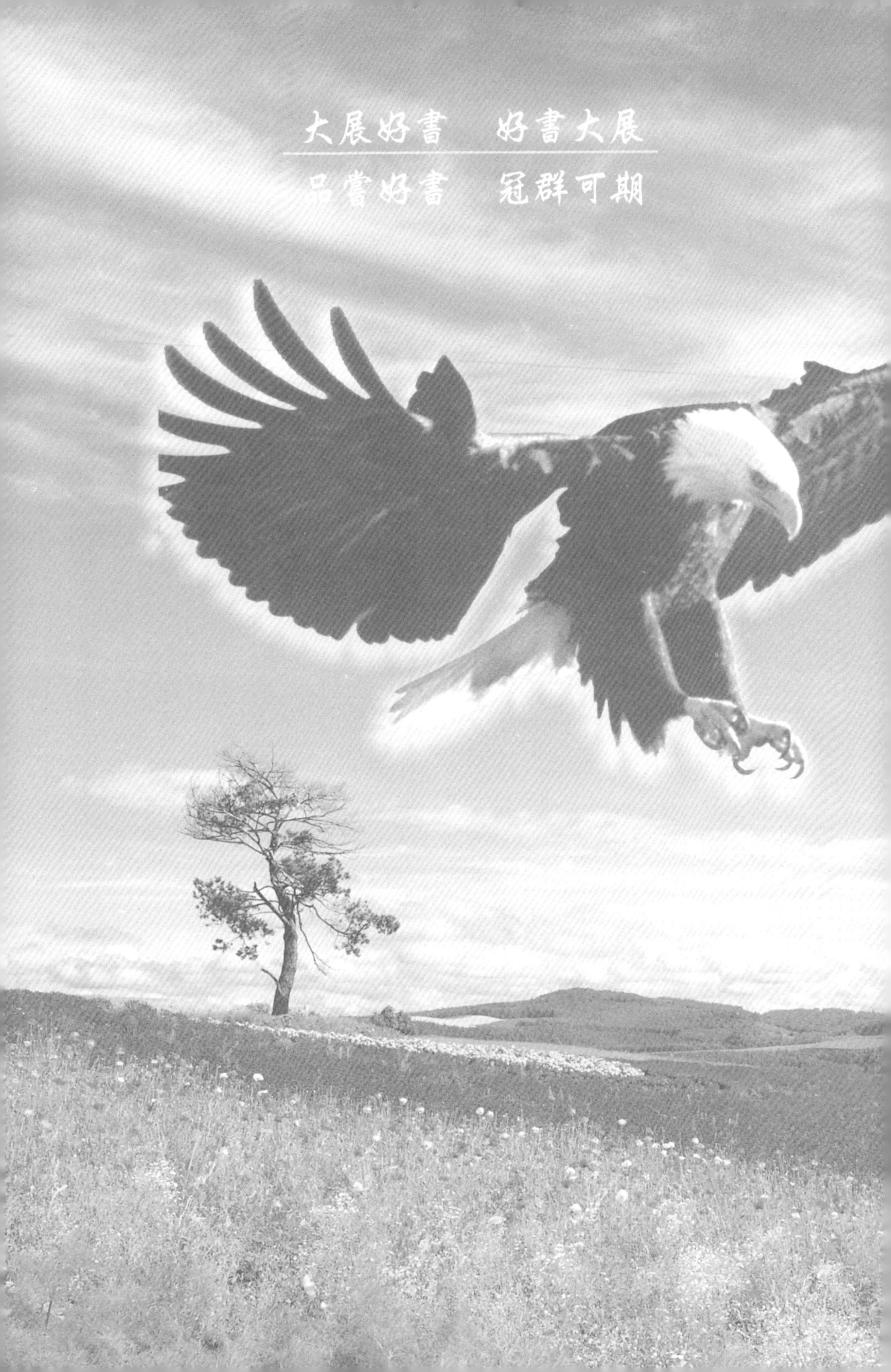
大展好書　好書大展
品嘗好書　冠群可期